医院运营管理研究

文 弆 ◎ 著

中国出版集团　现代出版社

图书在版编目（CIP）数据

医院运营管理研究 / 文夻著 . -- 北京 : 现代出版社 , 2023.3
ISBN 978-7-5231-0217-6

Ⅰ . ①医… Ⅱ . ①文… Ⅲ . ①医院—运营管理—研究—中国 Ⅳ . ① R197.322

中国国家版本馆 CIP 数据核字 (2023) 第 034351 号

医院运营管理研究

作　　者	文　夻
责任编辑	王志标
出版发行	现代出版社
地　　址	北京市朝阳区安外安华里 504 号
邮　　编	100011
电　　话	010-64267325　64245264（传真）
网　　址	www.1980xd.com
电子邮箱	xiandai@cnpitc.com.cn
印　　刷	北京四海锦诚印刷技术有限公司
版　　次	2024 年 4 月第 1 版　2024 年 4 月第 1 次印刷
开　　本	185mm×260mm　1/16
印　　张	11
字　　数	248 千字
书　　号	ISBN 978-7-5231-0217-6
定　　价	58.00 元

版权所有，侵权必究，未经许可，不得转载

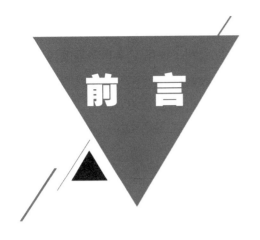

随着社会经济的发展和人民群众对医疗服务需求和期望的提高，医院的功能与任务随之发生了较大的变化，并由此带来了医院运营管理的创新与变革。在医院运营管理中，医院管理者必须关注医院管理的发展趋势与改革方向，主动调整医院的运营理念和发展战略，完善医院内部管理，提升医院管理水平，实现科学化与精益化管理，以适应社会经济发展的需要。

鉴于此，笔者撰写了《医院运营管理研究》一书，在内容编排上共设置十一章，第一章作为本书论述的基础和前提，主要阐释医院的组织结构、医院管理的职能、医院运营管理的必要性；第二章是医院人力资源管理，内容涵盖医院人力资源规划、医院岗位分析与人员配置、医院人力资源管理的环节、医院人员考评与薪酬设计；第三、四章分析医院营销管理、医院财务管理；第五章论述医院内部控制基础、医院内部控制体系建设、医院内部控制的评价；第六至九章论述医院后勤管理、医院绩效考核、医院学科建设与科研管理、医院文化建设与管理；第十章对医院流程管理、医院品牌效应的树立、医院服务质量的提升、新医保制度与医院经济效益提升进行探究；第十一章突出创新性，围绕医药体制及流通体制的改革、现代医院管理制度建立的思考、基于高质量发展的公立医院运营管理、全民医保时代下医院经营对策进行研究。

本书突出以下特点：

第一，既有理论也有实务，将管理理论与医院实践紧密结合，尤其注重对医院实际工作经验与方法的归纳总结和吸收推广。

第二，内容极其丰富，且通俗易懂，引入大量医院经营管理案例，呈现了医院运营管理领域涉及的方方面面。

第三，突出创新性，全面反映运营管理领域理论与实践的新进展，为读者提供一本具有实践指导意义的参考著作。

　　本书在撰写时参考了很多相关专家的研究文献，也得到了许多专家和老师的帮助，在此真诚地表示感谢。虽然在成书过程中，笔者翻阅了无数资料，进行了多次修改与校验，但限于笔者水平，书中难免会有疏漏，恳请广大读者批评指正。

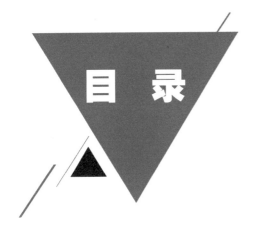

第一章　医院运营管理概论 …………………………………………………… 1
　　第一节　医院的组织结构 ……………………………………………………… 1
　　第二节　医院管理的职能 ……………………………………………………… 2
　　第三节　医院运营管理的必要性 ……………………………………………… 5

第二章　医院人力资源管理 …………………………………………………… 7
　　第一节　医院人力资源规划 …………………………………………………… 7
　　第二节　医院岗位分析与人员配置 …………………………………………… 8
　　第三节　医院人力资源管理的环节 …………………………………………… 12
　　第四节　医院人员考评与薪酬设计 …………………………………………… 18

第三章　医院营销管理 ………………………………………………………… 21
　　第一节　医院营销概述 ………………………………………………………… 21
　　第二节　医疗服务与医疗市场 ………………………………………………… 24
　　第三节　医院营销环境分析 …………………………………………………… 27
　　第四节　医院营销战略与策略 ………………………………………………… 29

第四章　医院财务管理 ………………………………………………………… 36
　　第一节　医院财务管理概要 …………………………………………………… 36
　　第二节　医院资产管理 ………………………………………………………… 41
　　第三节　医院全面预算管理 …………………………………………………… 44
　　第四节　医院成本管理 ………………………………………………………… 57

第五章　医院内部控制与评价 ………………………………………………… 62
　　第一节　医院内部控制基础 …………………………………………………… 62

第二节 医院内部控制体系建设 ... 69
  第三节 医院内部控制评价 ... 72

第六章 医院后勤管理 ... 79
  第一节 医院后勤管理概述 ... 79
  第二节 医院后勤服务管理 ... 80
  第三节 医院后勤信息化管理 ... 91

第七章 医院绩效考核 ... 100
  第一节 医院绩效考核概述 ... 100
  第二节 医院绩效考核的原则 ... 103
  第三节 医院绩效考核的方法 ... 105
  第四节 医院绩效考核的信度与效度 ... 109

第八章 医院学科建设与科研管理 ... 115
  第一节 医院学科建设布局与评估 ... 115
  第二节 医院科研项目的全过程管理 ... 117

第九章 医院文化建设与管理 ... 119
  第一节 医院文化概述 ... 119
  第二节 医院文化建设的原则和内容 ... 124
  第三节 医院文化管理与创新探索 ... 126

第十章 医院运营管理的提升 ... 140
  第一节 医院流程管理 ... 140
  第二节 医院品牌效应的树立 ... 143
  第三节 医院服务质量的提升 ... 145
  第四节 新医保制度与医院经济效益提升 ... 149

第十一章 医院运营管理的创新发展 ... 152
  第一节 医药体制及流通体制的改革 ... 152
  第二节 现代医院管理制度建立的思考 ... 154
  第三节 基于高质量发展的公立医院运营管理 ... 161
  第四节 全民医保时代下医院经营对策 ... 165

参考文献 ... 167

第一章 医院运营管理概论

第一节 医院的组织结构

"医院组织结构是为实现医院医疗活动及发展目标而设立的一种分工协作体系。"[①] 我国卫生行政部门先后出台过《综合医院组织编制原则试行草案》《医疗机构基本标准》等文件,但对于医院的组织结构并没有统一的要求,各医院可在满足基本标准的情况下,根据医院实际和外部环境建立符合自身特点的组织结构形式。按组织管理学相关理论,医院的组织结构形式大致包括直线制、职能制、直线职能制、事业部制、委员会制、矩阵制等。

第一,直线制。直线制是早期比较简单的一种组织形式,从上到下实行垂直领导,下属部门只接受一个上级的指令,各级负责人对所属部门的一切问题负责,适用于规模小、技术简单的组织。

第二,职能制。职能制是指除组织领导者外,还设立一些职能机构或人员,协助领导者从事职能管理工作。领导者通过授权把相应的管理职责和权力授予相应的职能部门,各职能部门在自己权力范围内向下级部门或人员安排和指导工作。

第三,直线职能制。直线职能制是运用较为广泛的组织形态,是直线制和职能制的结合体,它以直线为基础,在主管之下设置相应的职能部门,实行主管统一指挥与职能部门参谋、指导相结合的组织结构形式。

第四,事业部制。事业部制是组织内独立管理、独立核算的组织结构形式,如成立独立运营的临床中心,可以提高积极能动性,促进该科室的快速发展;但事业部制过多也会导致职能机构重叠,增加管理成本等。

第五,委员会制。委员会制是指各类相关人员就某一特定问题进行讨论或商议决策的

[①] 秦环龙,范理宏. 现代医院管理实用操作指南[M]. 上海:上海三联书店,2017:4.

组织，常见的委员会有董事会、工作委员会等。委员会制可以加强各部门之间的合作，调动积极性；但同时也会增加时间和经济成本。

第六，矩阵制。矩阵制是指组织内部既有垂直管理部门，又有横向管理关系的组织结构。矩阵制是通过改进直线职能制横向联系差的缺点形成的组织结构形式，加强了各垂直管理部门之间的沟通和配合。

第二节　医院管理的职能

所谓职能是指人、机构或事物应有的作用。"管理职能是管理系统功能的体现，是管理系统运行过程的表现形式"[①]。管理者的管理行为，主要表现为管理职能，每个管理者工作时都在执行这些职能中的一个或几个。医院管理的职能主要是管理职能在医院工作实践中的运用，通常包括计划职能、组织职能、控制与协调职能、激励职能、领导职能等。现结合医院管理的具体内容，逐一作出说明。

一、医院管理的计划职能

计划是管理的首要职能。计划是对未来方案的一种说明，包括目标、实现目标的方法与途径、实现目标的时间、由谁完成目标等内容，是管理工作中必不可少的重要内容。计划贯穿于整个管理工作中，具有如下特点：①目的性，即计划工作为目标服务；②第一性，管理过程中的其他职能都只有在计划工作确定了目标后才能进行；③普遍性，计划工作在各级管理人员的工作中是普遍存在的；④效率性，计划要讲究经济效益；⑤重要性，计划是管理者指挥的依据，进行控制的基础。

计划工作也是医院管理的首要职能，主要包括确定医院目标、实现目标的途径和方法等，而目标又可分为：医院的整体目标和部门的分目标。按照计划所涉及的时间分类，可以分为长期计划、中期计划和短期计划。长期计划是战略性计划，它规定医院在较长时期的目标，是对医院发展具有长期指导意义的计划；短期计划通常是指年度计划，它是根据中长期计划规定的目标和当前的实际情况，对计划年度的各项活动所作出的总体安排。中期计划介于长期计划和短期计划之间，是指今后一段时间内，医院的发展步调、重点任务等。

另外，按照计划内容可分为整体计划和部门计划。整体计划是对整个医院都具有指

---

① 蒋飞. 现代医院管理精要 [M]. 北京：科学技术文献出版社，2019：8.

导意义的计划，如医院总体发展规划。部门计划是医院科室和部门的工作计划，如医疗计划、药品计划、财务计划、人员调配计划、物资供应计划、设备购置计划、基建维修计划等。

计划工作是一种特定的管理行为，是医院各级管理者所要完成的一项劳动，是一种预测未来、设计目标、决定政策、选择方案的连续程序。所以在制订计划和目标时，要进行调查研究和预测，并在此分析比较的基础上，作出最优的选择。

二、医院管理的组织职能

组织是为达到某些特定目标，经由分工和合作及不同层次的权利和责任制度而构成的人的集合。实现计划目标，要建立有效的、连续性的工作系统。这个系统包括体制、机构的建立和设置，工作人员的选择和配备，规定职务、权限和责任，建立工作制度和规范，同时建立有效的指挥系统，使单位的工作有机地组织起来，协调发展。组织有以下含义：目标是组织存在的前提，组织是实现目标的工具，分工合作是组织运转并发挥效率的基本手段，组织必须具有不同层次的权利和责任制度，组织这一工作系统必须是协调的。

医院组织是指为了实现医院目标，以一定的机构形式，将编制的人员群体进行有机组合，并按一定的方式与规则进行活动的集合体。医院组织是组成医院的基本机构，是医院进行各项活动的基本条件，也是整个医院管理的基础。医院组织设置的原则主要考虑五个方面：①管理宽度原则，一个领导者有效指挥下属的人数是有限的；②统一指挥原则，一个人只能接受一个上级的命令和指挥；③责权一致原则，赋予责任的同时，必须赋予相应的权利；④分工协作原则，按照不同专业和性质进行合理分工，各部门也要协调和配合；⑤机构精简原则，在保证机构正常运转的情况下配置少而精的管理人员。

医院组织机构的设置，要从医院的工作性质和任务规模出发；适应自身的职能需要。组织工作就是为了实现医院的共同目标，需要建立有效的、连续性的工作系统，而建立这个系统所采取的行动过程。医院组织工作的一般程序为确定医院目标、设置组织结构、合理配置资源、授予相应权责利、协调沟通各方关系等。

三、医院管理的控制与协调职能

控制是指组织在动态变化过程中，为确保实现既定的目标而进行的检查、监督、纠偏等管理活动。控制就是检查工作是否按既定的计划、标准和方法进行，若有偏差要分析原因，发出指示，并作出改进，以确保组织目标的实现，它既是一次管理循环过程的重点，又是新一轮管理循环活动的起点。首先，按照控制活动的性质，可分为预防性控制、更正性控制；其次，按照控制点的位置，可分为预先控制、过程控制、事后控制；再次，按照信息的性质，可分为反馈控制、前馈控制；最后，按照采用的手段，可分为直接控制、间接控制。

医院无论是惯性运作还是各项工作计划的执行，都必须在有控制的条件下进行。医院内的控制通常可以分为以下三种。

第一，事前控制，又称前馈控制，是指通过情况观察、规律掌握、信息收集整理、趋势预测等活动，正确预测未来可能出现的问题，在其发生之前采取措施进行防范，将可能发生的偏差消除在萌芽状态，如制定实施各种规章制度，开展医疗安全、药品安全、预防医院感染等活动。

第二，过程控制，又称事中控制，是指在某项经济活动或者工作过程中，管理者在现场对正在进行的活动或者行为给予指导、监督，以保证活动和行为按照规定的程序和要求进行，如诊疗过程、护理过程等。

第三，事后控制，是指将实行计划的结果与预定计划目标相比较，找出偏差，并分析产生偏差的原因，采取纠正措施，以保证下一周期管理活动的良性循环，如医疗事故处理等。

医院进行控制的方式主要有利用医院信息系统，进行各类绩效考核等。控制，是一种有目的的主动行为。医院的各级管理人员都有控制的职责，不仅对自己的工作负责，还必须对医院整体计划和目标的实现负责。控制工作离不开信息的反馈，在现代化医院中建立医院信息系统将会成为管理者进行控制工作，保证管理工作沿着医院的目标前进的一种重要手段。

协调就是使组织的一切工作都能和谐地配合，并有利于组织取得成功。协调就是正确处理组织内外各种关系，为组织正常运转创造良好的条件和环境，促进组织目标的实现。包括组织内部的协调、组织与外部环境的协调、对冲突的协调等。协调也是实现控制的一种重要手段，与控制相比有更好的管理弹性。

四、医院管理的激励职能

激励是指人类活动的一种内心状态，它是具有加强和激发动机，推动并引导行为使之朝向预定目标的作用。激励有助于激发和调动职工的积极性，这种状态可以促使职工的智力和体力能量充分地释放出来，产生一系列积极的行为，同时也有助于将职工的个人目标与组织目标统一起来，使职工把个人目标统一于组织的整体目标，激发职工为完成工作任务作出贡献，从而促使个人目标与组织目标的共同实现，增强组织的凝聚力，促进内部各组成部分的协调统一。

医院管理者要对职工进行培训和教育，充分激励职工的积极性、创造性，不断提高业务水平，更好地实现目标。正确的激励应遵循三个原则：①目标结合的原则，将医院组织目标与个人目标较好地结合，使个人目标的实现离不开实现组织目标所做的努力；②物质激励与精神激励相结合的原则，既要做好工资、奖金等基本物质保障的外在激励，也要做好满足职工自尊心和自我实现的内在发展激励；③正负激励相结合的原则，即运用好奖励和惩罚两种手段进行激励约束。

目前医院激励职工的手段与方法包括：一是物质激励。在物质激励中，突出的是职工的工资和奖金，通过金钱的激励作用满足职工的最基本需求。二是职工参与管理。参与管理是指在不同程度上让职工和下级参与组织决策和各级管理工作的研究和讨论，能使职工体验到自己的利益同组织利益密切相关而产生责任感。职工代表大会是目前医院职工参与管理的主要形式之一。三是工作成就感。使工作具有挑战性和富有意义，满足职工成就感的内在需求，也是激励的一种有效方法。

五、医院管理的领导职能

领导是在一定的社会组织或群体内，为实现组织预定目标，领导者运用法定权力和自身影响力影响被领导者的行为，并将其导向组织目标的过程。领导的基本职责，是为一定的社会组织或团体确立目标、制定战略、进行决策、编制规划和组织实施等。

领导职能是领导者依据客观需要开展一切必要的领导活动的职责和功能，医院领导的基本职能包括规划、决策、组织、协调和控制等。有效的领导工作对于确保医院高效运行并实现其目标至关重要。在医院经营管理活动的各个方面都贯穿着一系列的领导和决策活动。例如，办院方针、工作规划、质量控制、人事安排、干部培训、财务预算、设备更新等都要作出合理的决定。从我国医院管理现状来看，领导者在现代医院管理中的作用越来越大，地位也越来越重要。领导的本质是妥善处理好各种人际关系，其目的是形成以主要领导者为核心、团结一致为实现医院发展目标而共同奋斗的合力。

第三节 医院运营管理的必要性

"医院运营管理在医疗资源配置、成本控制以及运行效率等方面起着重要的作用。"[①]

[①] 邱媛媛，陶巧珍，吴佳乐，等．公立医院运营管理探索与实践［J］．财经界，2021（30）：63．

特别是在"药品零差价""分级诊疗转诊制""DRG收付费改革试点"等一系列医改措施逐步推进和落实的过程中，公立医院的发展面临着确保内部有效运转和提升外部竞争力双重压力。在坚持公立医院"公益性"的前提下，借鉴现代企业管理理论与方法对公立医院实施运营管理，以提高效率与效益，实现医院整体战略目标是每位医院经营管理者需要思考的课题。设置专门针对全院运营分析及管理的部门，是目前医疗界管理者普遍认为行之有效的管理方法。

医院运营管理的必要性主要从以下方面探讨。

第一，公立医院运行低效，亟须改变管理模式。在我国，公立医院运行效率较低的问题一直困扰着医院的发展。究其原因，主要是管理粗放，缺乏科学的精细化管理。医院普遍存在高投入、低效率、医疗资源浪费现象。同时，员工成本意识差，成本责任难落实，更缺乏主动降低成本的积极性。例如，各交叉学科、部门之间，不管是为了科室发展着想还是便捷的诊疗活动，竞相开展相同检验、检查业务，重复购买设备等。这对于医院来讲，都是人力、场地、设备等资源的重复浪费。为了保障医院的永续发展，创新管理模式，进行医院内部管理体制、运行机制的改革，实施运营管理，提高效率效能是当下最为有效、最具价值的管理举措。

第二，医院进入集团化发展的规模扩张期。随着各大医院新院区的开张、医联体建设的推进等，医院对组织结构提出了新的要求。大部分公立医院都是采用传统的纵向管理，根据职能科室把医院分为若干个管理单元，医院的运行过程中每个员工逐级对上负责，同时高层逐级向下传达任务和指令。虽然这样的结构职责分明，易于管理，但久而久之容易导致员工只熟悉本部门的业务内容，职能部门之间严重缺乏横向协同，各个部门之间独来独往，互不沟通，导致很多"跨界"的院内事务无人理睬。例如，随着新院区的开放，各分院的成立，医院的规模越来越大，但是患者的有效分流却并不明显，老院区依然人满为患、新院区地广人稀。针对医院运营中的类似问题，凭借某个职能部门一己之力解决新院区运营中遇到的问题是不大可能的。为了整合医疗资源，提高集团化医院的效率效能，迫切需要一个专职部门横向联合，进行全面监管和分析。

第二章 医院人力资源管理

第一节 医院人力资源规划

人力资源规划,也称人力资源计划(Human Resource Planning,HRP),是指根据组织发展战略与目标的要求,科学地预测、分析组织在变化环境中的人力资源供给和需求状况,制定必要的政策和措施,以确保组织在需要的时间和需要的岗位上获得各种需要的人力资源,并使组织和个人得到长期的利益。人力资源规划是分析与识别有效人力资源需求和可用性,以满足企业目标的过程。

医院人力资源规划是医院为了实现发展战略,完成经营管理任务,根据医疗政策、社会公众医疗服务需求、竞争对手情况和内部资源条件,运用有关人力资源管理的工具和方法,制定适宜的政策与制度,对医院人力资源的获取、保留、素质提升等进行规划,确保人力资源的有效配置和员工效能最大化。医院人力资源规划的内容主要涉及以下几个方面。

第一,医院组织结构规划。"医院组织结构规划是对医院的科室设置、职责与权限范围、分工与协作关系进行总体性的规划。"[1] 其具体内容包括四个方面:①对医院现行的组织结构形式进行充分的调研;②对职能科室的职能交叉或职责不清进行详细的梳理;③对临床医技科室的专业设置情况进行调研;④根据有关的政策和医院实际情况以及医院领导者的变革意向确定组织结构的设计形式。

第二,医院员工配置规划。医院员工配置规划主要是根据医院的规模与功能(具体主要看医院等级、病床规模、是否医学院附属医院或教学医院等),结合医院发展战略要求,对医院未来人员需求和供给进行预测,确保员工的数量和质量能与医院发展要求相适应,最终实现人员总量与医院规模相适应,个人能力与岗位任职资格及有关条件要

---

[1] 张英. 医院人力资源管理[M]. 北京:清华大学出版社,2017:33.

求相适应。员工配置规划要做好三方面的工作：人力资源需求预测、人力资源供给预测和需求与供给平衡工作。同时，要关注人力资源内部流动引起的人员变动，如晋升、辞职、调动、退休、解聘、休假、培训等。

第三，医院员工培训发展规划。医院员工培训发展规划主要是根据医院的业务发展要求，有计划按步骤地培养能够胜任现有和未来各岗位能力要求的员工，其目的是更关注员工的素质与能力，而不仅仅是数量。

第四，医院人力资源成本规划。医院人力资源成本规划主要是根据医院的医疗收入情况，合理确定支付给员工的各种劳动报酬，既有效控制成本支出，又确保员工能够得到合理回报。

第五，医院人力资源制度规划。医院人力资源制度规划是人力资源总规划目标实现的重要保证。其目的是完善医院人力资源管理制度、工作流程与工作标准，确保人力资源管理的系统性和规范化。

第六，医院人力资源管理变革规划。医院所处的环境总是处于一定的变化中，要想适应环境的变化和医院的发展，医院总是要改变一些人力资源管理的理念、模式与制度。如招聘方式的变革、考核与分配方案的改革等，这些都属于人力资源管理变革的范畴。

第二节　医院岗位分析与人员配置

医院作为一个独立的组织，其宗旨和愿景必须体现为目标，而目标需要转化为具体的工作任务。因此，医院工作的本质是通过一系列的环节，输出可视化或可体验的医疗服务产品。管理者在管理过程中最深的体会是：整个目标的实现始终伴随着对如何合理和有效分工的研究与探讨。医院组织结构设计的核心是解决分工的问题，岗位设计的核心同样是解决分工的问题，也就是如何合理设计和组合工作任务的问题。

医院岗位是指承担一系列职责的任职者在医院中所对应的工作位置。岗位的每项职责是由一系列的工作任务组成，而每项任务又是由若干个工作要素所组成。要做好医院的工作，必须把岗位管理做好。

一、医院岗位分析与岗位说明书编制

岗位分析，又称工作分析、职位分析或职务分析，它实质上是全面了解岗位并获取与工作相关的详细信息的基础性管理活动。

医院岗位分析是对医院各工作岗位的基本情况、任职资格、关键职责、工作任务、工作权限、绩效考核要点等调查后进行客观描述的过程，岗位分析的最终结果是形成岗位说明书。

（一）医院岗位分析的目的

医院岗位分析[①]的目的主要包括以下方面：

第一，明确员工的任职资格和职责任务，便于工作布置和提高执行力。

第二，按照岗位说明书规定的任职资格条件进行招聘选拔，提高招聘的有效性。

第三，按照岗位说明书的内容制定岗位的绩效考核标准及进行考核，对员工的贡献价值进行评估。

第四，为医院定岗定编和进行岗位价值评价提供依据。

第五，有助于设计公平公正的绩效工资体系和激励体系。

第六，为员工的职业生涯规划提供基本路径。

第七，对人力资源成本的测算和管控提供依据。

第八，为人力资源规划和相关决策提供依据。

（二）医院岗位分析的步骤

第一，成立岗位说明书编制工作组。医院岗位说明书的编写涉及大量医院内部的沟通交流工作，要求医院必须配备专门的专业人员负责岗位说明书的编制和管理工作，一般由医院的人力资源部主任负责。编制组成员最合适的组成方式是医务部、科教部、护理部、办公室等分别派人参与，院领导担任工作组组长进行监督和指导。岗位说明书编制工作组成立后，对编制组成员进行培训和分工，培训的内容包括岗位说明书的概念和作用、岗位说明书的内容、如何进行岗位信息的收集、如何修正岗位说明书等。在培训之后进行分工，比如办公室负责协助管理类岗位说明书的编制，医务部负责医师、技师类岗位说明书的编制，护理部负责护理人员的岗位说明书的编制等。

第二，岗位信息收集与调研。在医院人力资源部的统筹下，根据岗位设置情况确定需要编制岗位说明书的岗位一览表，然后将不同的岗位分类给说明书编制工作组相关成员。由相关成员分别布置各个岗位，进行岗位说明书的填写，首先由本岗位人员填写岗位分析表，本科室主任（护士由护士长）签字确认后提交人力资源部统一审定。

第三，岗位说明书的修正。将岗位说明书初稿发放到每一个填写人的手中，征询填

---

① 医院岗位分析是医院人力资源管理所有职能即人力资源获取、整合、保持与激励、开发与管理等职能的基础和前提。

写人的意见并要求再修改，然后交由岗位说明书的审核人进行审核。一般情况下，某一岗位的直接上级即为某一岗位的审核人。在岗位说明书的修正过程中，要严格把握相关的概念和要求，确保岗位说明书的准确和规范。

第四，岗位说明书定稿。在所有的岗位说明书经审核人签字确认，人力资源部主任汇总并确认后，岗位说明书的编制工作即为完成。

二、医院岗位设置、招聘与人员配置

（一）医院岗位设置

医院岗位设置是指按照医院的规模、功能和工作需要合理设置各类别和级别岗位的过程。

1. 岗位类别的设置

卫生事业单位岗位分为管理岗位、专业技术岗位和工勤技能岗位三种类别。

（1）管理岗位指担负领导职责或管理任务的工作岗位。管理岗位的设置要适应增强单位运转效能、提高工作效率、提升管理水平的需要。

（2）专业技术岗位指从事专业技术工作，具有相应的专业技术水平和能力要求的工作岗位。根据卫生行业特点，专业技术岗位为分卫生专业技术岗位和非卫生专业技术岗位。卫生事业单位专业技术岗位的设置，以医、药、护、技等卫生专业技术岗位为主体，并根据工作需要适当设置非卫生专业技术岗位。

（3）工勤技能岗位指承担技能操作和维护、后勤保障、服务等职责的工作岗位。工勤技能岗位的设置要适应提高操作维护技能，提升服务水平的要求，满足卫生事业单位业务工作的实际需要。工勤技能岗位根据卫生事业单位工作需要，按照国家确定的卫生行业特殊工种、通用工种和普通工种设置。

2. 管理岗位等级设置

（1）全国事业单位的管理岗位分为10个等级，卫生事业单位管理岗位最高等级为三级职员岗位，共8个等级。卫生事业单位管理岗位的最高等级和结构比例根据卫生事业单位的规格、规模、隶属关系，按照干部人事管理有关规定和权限确定。

（2）卫生事业单位现行的厅级正职、厅级副职、处级正职、处级副职、科级正职、科级副职、科员、办事员依次分别对应管理岗位三级至十级职员岗位。

（3）根据卫生事业单位的规格、规模和隶属关系，按照干部人事管理权限设置卫生事业单位各等级管理岗位的职员数量。

3. 专业技术岗位等级设置

（1）专业技术岗位分为13个等级。高级岗位分为7个等级，即一级至七级，其中，正高级岗位包括一级至四级，副高级岗位包括五级至七级；中级岗位分为3个等级，即八级至十级；初级岗位分为3个等级，即十一级至十三级，其中十三级是士级岗位。

（2）卫生事业单位专业技术高级、中级、初级岗位之间，以及高级、中级、初级岗位内部不同等级岗位之间的结构比例，根据地区经济、卫生事业发展水平以及卫生事业单位的功能、规格、隶属关系和专业技术水平，实行不同的结构比例控制。

4. 工勤技能岗位等级设置

（1）工勤技能岗位包括技术工岗位和普通工岗位，其中技术工岗位分5个等级。普通工岗位不分等级。

（2）工勤技能岗位的最高等级和结构比例按照岗位等级规范、技能水平和工作需要确定。

（3）卫生事业单位中的高级技师、技师、高级工、中级工、初级工，依次分别对应技术工一级至五级工勤技能岗位。

（4）卫生事业单位工勤技能岗位结构比例，一级、二级、三级岗位的总量占工勤技能岗位总量的比例全国总体控制目标为25%左右，一级、二级岗位的总量占工勤技能岗位总量的比例全国总体控制目标为5%左右。

（5）卫生事业单位工勤技能岗位的一级、二级岗位，主要应在卫生专业技术辅助岗位承担技能操作和维护职责等对技能水平要求较高的领域设置。要严格控制工勤技能一级、二级岗位的总量。

5. 特设岗位设置

（1）卫生事业单位中的特设岗位是根据卫生事业单位职能，以及因业务发展亟须聘用高层次人才等特殊需要，经批准设置的非常设岗位。特设岗位的等级按照规定的程序确定。特设岗位不受卫生事业单位岗位总量、最高等级和结构比例的限制，在完成工作任务后，应按照管理权限予以核销。

（2）卫生事业单位特设岗位的设置需经主管部门审核后，按程序报设区的市级以上政府人事行政部门核准。具体管理办法由各省（自治区、直辖市）根据实际情况制定。

6. 专业技术岗位名称及岗位等级

卫生事业单位中，正高级卫生专业技术岗位名称为特级主任医（药、护、技）师岗位、一级主任医（药、护、技）师岗位、二级主任医（药、护、技）师岗位、三级主任医（药、护、技）

师岗位，分别对应一级至四级专业技术岗位；副高级卫生专业技术岗位名称为一级副主任医（药、护、技）师岗位、二级副主任医（药、护、技）师岗位、三级副主任医（药、护、技）师岗位，分别对应五级至七级专业技术岗位；中级卫生专业技术岗位名称为一级主治（主管）医（药、护、技）师岗位、二级主治（主管）医（药、护、技）师岗位、三级主治（主管）医（药、护、技）师岗位，分别对应八级至十级专业技术岗位；初级卫生专业技术岗位名称为一级医（药、护、技）师岗位、二级医（药、护、技）师岗位和医（药、护、技）师岗位，分别对应十一级至十三级专业技术岗位。

（二）医院招聘与人员配置

医院招聘与选拔是指着眼于现在和未来的岗位需求，确定哪些岗位需要补充人员以及如何补充的过程。一般而言，医院的招聘和选拔过程主要有两种途径：一是面向社会选拔优秀人才；二是通过培训提高在职员工的素质。在招聘与选拔人才时，特别强调要注重两个一致性，即内部的一致性和外部的一致性。内部的一致性，是指在招聘、甄选、配置、培训以及绩效评价等人员计划的设计是彼此配合的。外部的一致性，是指医院的人员招聘与配置计划应成为医院总体计划的一个组成部分，医院人力资源的配置战略应成为医院最重要和最核心的战略。

第三节　医院人力资源管理的环节

现代人力资源管理的指导思想是以人为本，把人视为最重要的可增值资源，而人员的招聘、选拔与培养、使用与激励、纪律与监督是医院人力资源管理中极为重要的环节，它们都是获得竞争优势的主要手段，也日益成为各类组织适应社会、接受挑战的重要途径之一。

一、医院人力资源管理的招聘环节

招聘是指在医院总体发展战略指导下，制订相应的职位空缺计划，并决定如何寻找合适的人员来填补这些职位的过程，它实质上就是让潜在的合格人员对医院的相关职位产生兴趣并前来应聘这些职位。

（一）招聘途径

第一，完善非正式的推荐制度。一般而言，招聘常用的途径是熟人推荐和毛遂自荐。这些方法的好处是成本低、速度快。熟人推荐还可以帮助医院找到那些在本单位表现优秀，因而不出现在人才市场上的潜在人才。

第二，通过社会人才交流中介。针对很多单位没有时间试用的现象，国际上近年来也出现了许多"临时雇员"租赁机构。它们用收费服务的方式来解决单位"急着用人，没有时间试用"的问题。任务繁忙时租人，任务清闲时则退回租赁公司，从而降低了人力成本，也减少了自己去市场上招聘的麻烦。此类方式在医院做保洁、绿化工作比较适用。

第三，接受备选进修实习人员。我国医学院校的临床教学基地都以合同的形式将实习活动固定下来，同时"医院还承担了住院医生规范化培训和进修医生规范化培训的任务，通过这些带教和培训，也可以发现医院的潜在招聘对象"[①]。

（二）招聘测评

第一，运用标准化的心理测试。招聘工作的难度和复杂程度越来越大，对招聘工作者的要求也越来越高。对应聘者进行标准化的心理测试，可进一步了解应聘人员的基本素质和个性特征，包括人的基本智力、认识的思维方式、内在驱动力等，还可了解应聘人员的管理意识、管理技能。

第二，招聘人员的专业化培训。不少应聘者通过在市面上购买了很多"如何应聘"之类的指导书，已经做好了充分的准备。在这样高技巧的应聘者面前，参与招聘人员都应该接受关于招聘的培训，具备招聘的知识。招聘人员最好专业化。

第三，委托专业机构专业人员。如果医院招聘人员的专业水平不够或者条件不具备，可以把招聘业务外包给医院以外的专业机构或人员。

（三）面试方式

第一，常规工作情景设计面试。以往的面试一般就是招聘人员向应聘者提问，询问其工作历史、教育和培训经历、职业目标、工作业绩等，因为这些问题已经成为模式，应聘者基本都掌握了"最佳"回答方式，往往难以起到面试的效果。与注重应聘者以往取得的成就不同，这种方法关注的是他们过去如何去实现所追求的目标，这种面试方式需要招聘人员设计出好的"情景、任务、行动和结果"来。应聘者要被问及他们是否担当过类似角色，或在过去的岗位中是否碰到过类似的"情景"。一旦面试人员发现应聘者过去有类似经历，下一步就是确定他们过去担当的"任务"，然后了解一旦出现问题后他们通常采取的"行动"，以及行动的"结果"如何。

第二，职位角色扮演模拟测试。其具体做法是，应聘者以小组为单位，根据工作中常碰到的问题，由小组成员轮流担任不同的角色，以测试其处理实际问题的能力。其最

---

① 薛迪. 医院管理理论与方法[M]. 上海：复旦大学出版社，2010：54.

大的优点是，应聘者的"智商"和"情商"都能集中表现出来，它能客观反映应聘者的综合能力，使医院避免在选择人才时"感情用事"。

第三，特定岗位需求心理测试。因为某类专业可能要求特定的性格，例如财务人员最好是谨慎、仔细和冷静的人；而导医人员则最好是性格外向、健谈的人。从某种程度上看，一个人的性格是其能否施展才能、有效完成工作的前提，一个人的性格问题可能对其拥有的才能有所影响，这类考试最好通过计算机进行，应聘者一般认为计算机的判断比较客观，更倾向于对计算机袒露自己真实的一面。

第四，决策方式创新。面试与考试收集了应聘者的足够信息，如何利用这些信息最后决定录用哪些人员，这是招聘的最终目的。我国传统上对一个人的评价莫非是"德、能、勤、绩"，面试与考试可以得到各项的分数，但如何采用大有学问。一般是求代数和，按照分数高低排列应聘者，然后择优录取。看似公平，其实是不科学的，因为"绩"是"德、能、勤"的作用结果，而"勤"又是"德"的反映，取代数和就重复计算了。有的人"能、勤、绩"分数很高，只是"德"分数低，总分有可能是中上或高分，但这样的人"有才无德"，是应该避免录用的。现在创新的做法是建立多维坐标体系，对素质测评进行矢量分析，提高用人的准确性。

二、医院人力资源管理的选拔环节

选拔指管理者采取一定的方法和手段对应聘者进行甄别，区分他们的人格特点与知识技能水平，预测他们的未来工作绩效，以确保最适合的候选人获得某一职位的过程。

（一）人力资源选拔的程序

从控制人力成本费用和发挥现有人员的工作积极性这两个角度考虑，医院内部的人员调整应先于医院外部的选拔工作，特别是对高级职位或重要岗位的人员选拔工作更应如此。但无论选择哪一条路线，基本上都遵循以下选拔程序。

第一，应聘材料审查。通过对应聘者各种申请材料和推荐材料的审查，可以对该应聘者有一个较为初步的了解，并有助于推测出其适应未来工作的可能性。

第二，选拔测试及面试：选拔测试内容包括知识、技能和心理等方面，目的是通过测试，初步评估应聘者的工作能力。面试方式是整个选拔过程中最重要，也是最有效的一个环节，它能较真实、直观、准确地收集应聘者的信息，面试的结果对于决策者的决策行为有很大影响。

第三，体检。对于初步确定录用的应聘者进行身体检查，以确定其一般健康状况，是否有慢性病或岗位所不允许的生理缺陷。员工的身体素质对将来的工作影响很大，一名身体素质好的员工更能发挥出自己的能力。

第四，录用人员岗前培训。经测试、面试和体检合格者成为组织的试用员工。在试用员工上岗前，要对他们进行多种形式的岗前培训，以使他们充分了解医院和工作岗位的状况。必要时，岗前培训也包括有关知识、技能和各种能力培训的内容。

第五，试用期考查。这个阶段的主要目的是通过工作实践，考查试用员工对工作的适应性。同时，也为试用员工提供进一步了解医院及工作的机会。实际上，这个阶段是医院与员工的又一次双向选择。

第六，试用期满进行任职考核。对试用期满员工的工作绩效和工作适应性进行考查评价，经考查合格正式录用为医院员工，双方签订工作合同或其他形式的契约。

第七，上岗任用。

（二）人力资源选拔的方法

第一，笔试。让应聘者在试卷上依据事先拟好的题目作出解答，然后根据其解答的正确程度评定成绩的一种测试方法。这种方法可以有效地测试应聘者的基本知识、专业知识、管理知识、相关知识以及综合分析能力、文字表达能力等能力素质的差异。

第二，面试。面试是人员选拔中最传统也是最重要的一种方法，指通过主试与被试双方面对面的观察、交流等双向沟通方式，了解应试者素质、能力与求职动机的一种选拔技术。按面试及应试人数，面试方式分为四种：①一个面试人对一名应聘者；②多个面试人对一名应聘者；③一个面试人对多名应聘者；④多个面试人对若干名应聘者。

三、医院人力资源管理的培训环节

员工培训是指将医院工作的各种基本技能提供给新进员工或现有员工，它包括一系列有计划的活动，这些活动的目的是改进员工的知识、技能、工作态度和社会行为，从而为提高医院的绩效服务。

（一）培训的流程

开展培训之前首先应进行培训需求分析，然后确定培训目标，目标应该尽可能地量化，以便于培训结束时对培训效果进行评估。接下来，要编制详细的培训计划，培训的实施应该严格按照计划执行。最后，对培训的效果进行评估，了解整个培训的实施情况。

（二）培训需求分析

培训需求分析一般而言应从组织分析、任务分析、人员分析三个方面着手。

第一，组织分析。主要是通过对医院的目标、资源、环境等因素的分析，准确地找出医院存在的问题与问题产生的根源，以确定培训是否是解决这类问题的有效方法。

第二，任务分析。目的在于了解与绩效问题有关的工作的详细内容、标准和达到工作所应具备的知识和技能，其结果也是将来设计和编制相关培训课程的重要资料来源。

第三，人员分析。主要是通过分析员工个体现有状况与应有状况之间的差距，来确定谁需要接受培训以及培训的内容，它的重点是评价员工实际工作绩效以及工作能力。

（三）培训的分类

岗前培训是为了使新进员工快速适应工作环境，达到工作要求而实施的培训。在岗培训是对在岗员工实施的培训，根据培训目的不同可以分为四个方面：①转岗培训，即对已被批准转换岗位的员工进行的、旨在使其达到新岗位要求的培训；②晋升培训，即对拟晋升人员或后备人才进行的、旨在使其达到更高一级岗位要求的培训；③岗位资格培训，通过培训和考试，取得相关资格证书（一般几年内有效），以获得上岗资格；④新知识新技能培训，医院员工必须不断学习新的知识和技能，以适应现代医学技术发展的需要。

外派培训是员工暂时离开工作岗位，到院外参加培训班、研讨会、考察、进修、攻读学位等的培训方式。选择外派培训的情况主要有三种：①医院自身开展培训的能力有限，需要学习外界的先进方法和经验；②对有前途的重点培养对象，医院希望他们能够系统地学习有关理论知识；③员工出于自身发展的考虑，主动要求出国进修或攻读更高学历。选择外派培训，医院往往需要支付较高的培训费用，所以一般会要求员工培训期满后继续为医院服务，通常会以培训合同的形式对其进行约束。

（四）培训的评估

在培训过程中或培训完成后，医院应该对培训效果进行评价，看是否达到了培训要求和目标。

第一，培训项目的评估。主要评价培训项目的优势和不足、受训人员的感知、培训成本效益分析，从而为未来选择一个最优的培训计划。

第二，培训效果的评估。传统的培训评估主要根据Kirkpatrick的四层框架体系（反应、学习、行为、结果）来进行。关于反应与学习的信息是在受训者返回工作岗位前收集的，而关于行为与结果的标准和衡量是用受训者在工作中应用培训内容的程度来判断的。

四、医院人力资源管理的激励环节

激励就是创造满足员工各种需要的条件，来激发、引导、保持和规范员工的行为，以有效地实现组织及其成员个人目标的系统活动过程。当我们讲到一个管理者激励了他的下属，实际上是指他满足了下属的动机和愿望，并引导他们按所要求的方法去行动。概括而言，激励就是调动人的积极性。

（一）激励原理

激励是针对人的行为动机而进行的工作。医院领导者通过激励使下属认识到，用哪种符合要求的方式去做需要他们做的事会使自己的欲望得到满足，从而表现出符合医院需要的行为。为了进行有效的激励，收到预期的效果，领导就必须了解人的行为规律，知道员工的行为是如何产生的，产生以后会发生何种变化，这种变化的过程和条件有何特点等。

行为科学认为，需要引起动机，动机产生行为。从需要到目标，人的行为过程是一个周而复始、不断进行、不断升华的循环，即需要引发动机，动机导向行为，行为达到目标，目标反馈需要。

领导者要正确地引导员工的行为，必须做到以下三个方面：①分析需要的类型和特点；②研究需要是如何影响人的行为以及影响程度是如何决定的；③探索如何正确评价人的行为结果，并据此予以公正的报酬，以使员工保持积极、合理的行为，或改正消极、不合理的行为。

（二）激励艺术

所谓激励艺术，就是激励执行者在实施奖励和惩罚过程中，创造性地运用激励科学的一般原理、原则和方法，为最优化、最经济、最迅速地实现激励目标所提供的各种技巧和能力。它是一般艺术形态在激励中的运用、发展和具体化，是人们千百年来激励实践的高度提炼、综合和总结，是以一定的科学知识为基础，从方法与技巧的角度对激励进行的一种挖掘和揭示。激励的艺术主要有激励的空间艺术、时间艺术和语言艺术等。

五、医院人力资源管理的监督环节

随着医疗体制与机制改革的深化，医院需要建立一套系统完善的规章制度，使各项工作规范化、制度化、程序化，让全体人员在工作中有法可依、有章可循。加强医院人力资源的监督管理和纪律约束非常重要，它是各项工作顺利进行的基础和保证。违反医院的规章制度和工作纪律都应受到相应的制裁和处分。

第一，严格的纪律与监督是贯彻和落实各项医疗方针政策的需要。规章制度是人们在工作中应遵守的准则。医院的各项规章制度是根据政府医疗卫生方针、政策和规定并结合医院具体的情况而制定，是医疗卫生方针、政策和规定的具体化，保证医院贯彻和执行政府的相关政策和要求。医院人力资源管理部门要不断与时俱进，注意新形势、新政策、新的管理思想，删除或修改不适用新情况下的人力管理规章制度，使医院人力资源管理的相关制度更加完善。此外，医院要加强对员工行为的监督，严明纪律，使医院的有关规章制度得以落实。

第二，建立健全人力资源管理纪律。规范各项工作，提高工作效率的保障，医院规章制度是医院一切业务和行政管理工作的基础与依据，是全体员工共同遵守的规范和准则。这样，各部门分工明确，职责清楚，相互协作，避免不必要的推诿现象，促进了工作效率的提升，是医院工作规范化、系统化和提高工作效率的保障。工作效率的提高能减少单位成本，从而提高医院的经济效益和社会效益。

第三，加强人力资源管理纪律建设，有利于提高医院人力资源管理水平。人力资源管理纪律和规章具有行政法规性和约束力，以统一的规定和程序规范工作人员行为，统一思想，保证医院能沿着正确的轨道可持续发展，实现管理目标。人力资源管理纪律和规章将医院各项工作程序化、规范化，使资源优化组合，合理分配，保证管理工作能有效、有序运行。另外，人力资源管理纪律和规章对各职能科室、各业务部门的职责和工作规范都有详细和明确的说明，医院领导可适当下放权力，从烦琐的行政事务中解脱出来，把更多的精力放在抓全局、抓重点，制订全院性战略计划，保证在竞争激烈的医疗市场上稳步发展。

规章的制定只是第一步，人力资源管理监督的关键在于规章制度出台后要付诸实施，在实施的过程中不断检查与完善，保证各项工作都能按规定去执行和完成，并对落实情况分析反馈，以便在今后的工作实践中完善。

第四节　医院人员考评与薪酬设计

员工工作的好坏、绩效的高低直接影响医院整体效率与效益。因此，掌握和提高员工的工作绩效是医院管理的一个重要目标，而员工绩效就是实现这一目标的人力资源工具。绩效管理的目标之一是为薪酬管理提供信息依据。制定科学、规范、合理的薪酬制度，激发员工的工作积极性，以保证医院获得满意的经济效益，是医院人力资源管理体系的重要内容之一。

一、医院人员考评

医院人员考评[①]能够有效地评价员工的绩效,不仅可以掌握员工对公司的贡献与不足,更能在整体上为人力资源的管理提供决策依据。绩效考评并非独立的、固定不变的,它受多种因素影响,与多种因素相互作用。

人员考评是医院人力资源管理必不可少的组成部分,也是医院激励机制的重要组成部分,只有对员工的工作绩效作出公正的鉴定和评价,奖罚分明,才能充分调动员工的积极性,从而为实现医院目标努力工作。

人员考评的作用体现在四个方面:①通过考评对员工的工作成绩予以肯定,能使员工体验到成功的满足感,从而激发员工工作的积极性、主动性和创造性。②考评为医院的人力资源管理提供了一个客观而公平的人员晋升、奖惩、调配等决策依据。③有效的人员考评有助于医院帮助员工进行职业生涯规划,一方面根据人员考评的结果,制订正确的培训计划,提高员工素质;另一方面可以发现员工的长处和特点,充分发挥个人长处,促进个人发展。④在考评过程中进行持续的沟通可及时促进员工的绩效提升,也为员工提供了参与管理的机会,增进了相互了解,使员工有一种受重视的感觉,从而激发工作热情。

二、医院薪酬设计

(一)薪酬的认知

薪酬的概念有广义和狭义之分。广义的薪酬主要由三个部分组成:①货币形式的劳动收入;②非货币形式的各种福利;③心理效用报酬。其中,货币收入和各种福利称为外在薪酬,心理效用报酬称为内在报酬。货币形式的劳动收入主要包括基础工资、绩效工资、奖金、股权、红利、各种津贴等。福利主要包括保险、补助、优惠、服务、带薪休假等。心理效用报酬主要是由工作环境、工作本身和组织状况给员工带来的心理上的收益与满足。

(二)人力资源薪酬体系的设计

人力资源薪酬体系的设计是一项复杂的系统工程,其基本程序是:工作分析与评价、市场薪酬调研、研究薪酬管理原则和政策、设计薪酬体系。薪酬的基本形式主要有以下三种。

---

① 医院人员考评是指医院以既定标准为依据,对其人员在工作岗位上的工作行为表现和工作结果方面的情况,进行分析、评价和反馈的过程。

1. 基本薪酬

基本薪酬是指员工只要仍然在组织就业就能定期拿到一个固定数额的劳动报酬。

（1）基本薪酬的设计依据：①基本薪酬可以为员工提供一个稳定的收入，以满足其起码的生活需要，保证劳动力的再生产需要，这一设计思想是符合薪酬管理的补偿原则的。②在一般情况下员工有避免承担风险的倾向，稳定的收入可以比一个希望值更大，但不稳定的收入会给员工带来更大的效用。也就是说，员工不希望承担收入不稳定的风险。在一定范围内，他们宁可接受一个较低但较为稳定的薪酬，也不要一个稍高但不稳定的薪酬，这样可以减少组织的薪酬总额，有利于降低劳动力成本，这是符合薪酬管理的经济性原则的。

（2）基本薪酬包括基础薪酬、工龄薪酬、职务薪酬和岗位津贴、工作津贴等。如前所述，基本薪酬有帮助员工避免收入风险和降低组织劳动成本的好处。但是，基本薪酬不能起到调动员工积极性的作用。因为基本薪酬与员工工作的努力程度与劳动成果没有直接联系，因此，基本薪酬与激励薪酬和成就薪酬之间要有一个恰当的比例。基本薪酬太高，不利于调动员工的积极性。但是，考虑到员工承担风险的能力和限度，也不能把基本薪酬定得太低。

2. 激励薪酬

激励薪酬是薪酬中随着员工工作努力程度和劳动成果的变化而变化的部分。激励薪酬主要有三种形式：①投入激励薪酬；②产出激励薪酬；③长期激励薪酬。投入激励薪酬是薪酬随员工工作努力程度的变化而变化的薪酬形式，产出激励薪酬是以劳动产出和劳动成果为对象的薪酬形式。要使员工长期关心组织利益，必须对其进行长期激励。

3. 成就薪酬

成就激励是指员工在组织工作中有成效，成绩突出，组织以提高其基本工资的形式付给员工报酬。成就薪酬与激励薪酬的相同之处在于它们都取决于员工的努力工作和对组织作出的贡献和成就，它的不同点在于激励薪酬是与员工的现实表现和成绩挂钩的，而成就薪酬是对员工过去很长一段时间内所取得的成就的"追认"，是以基本薪酬形式增加的，只要在组织就业，就不会失去。

成就薪酬可以把基本素质不符合要求的员工筛选出来，因为成就薪酬是付给长期取得突破成就的员工，基本素质不符合要求的员工难以获得成就薪酬，因此在求职时会做出"自我筛选"决策，不到该组织工作。此外，它能减少素质较好、有望作出突出贡献的员工的流动性，从而减少组织的人力资本的损失。这是因为，成就薪酬的增加是与员工的长期表现挂钩的。如果员工在组织工作一段时间便离开，收入就会受到损失，为了避免损失，员工在考虑跳槽时就会更加慎重。

第三章 医院营销管理

第一节 医院营销概述

医院营销就是将市场营销理念和方法运用于医院管理的实践,是医疗市场环境发生重大变化在医院管理中的体现。医院营销是指医院识别和定位目标服务人群,确定目标市场,以恰当的服务项目、价格、促销、渠道、过程,为其提供恰当的医疗服务,以满足人们健康需求的一种社会管理过程。"医院营销是医疗卫生服务提供者与接受者心灵沟通的一种文化活动,以此建立相互依赖、互相满足的共赢关系"[①]。

医院营销是我国市场经济发展到较高阶段的产物,只有通过市场营销才能体现出医院存在的社会价值。可见,医疗市场的竞争越是向深层次发展,医院所面临的环境就越复杂,医院营销的作用就越重要。

一、医院营销的主要特性

第一,品牌性。医院品牌是医院对公众最庄重、最神圣的承诺。确立医院品牌,有助于患者对医疗服务特色的识别与建立,对外能提高患者的忠诚度以及医院的知名度和美誉度,对内能有效提高医院的核心竞争力。

第二,差异性。医院营销的差异性要求医院进行合理的医疗市场细分和准确的市场定位。一般而言,医院拥有的资源、技术力量、人才队伍的不同,直接导致其提供的医疗服务的对象、范围有所差异。因此,医院要针对自己的服务群体,细分市场,利用自己的专业技能优势,制定符合自身特性的营销策略。

第三,全员性。传统观念认为,医院营销仅限于医院经营者或主管科室主任。但是,随着营销观念的逐渐深入,医院营销应提倡全员参与,应营造全员营销、人人都是营销

---

① 薛迪. 医院管理理论与方法 [M]. 上海:复旦大学出版社,2010:273.

员的氛围，实现内部营销和外部营销的有机结合。

第四，价值性。创造服务对象的价值是医院营销的关键，科特勒在《国家营销》一书中曾阐述过："致力于自我营销的国家，必将极大地增加世界经济的份额和它们所服务的世界。"同样，在制定医院营销策略时不能只站在医院的角度去考虑，要采取换位思考法，多站在服务对象即就医者的角度来思考，通过认知并回应不断变化的服务需求和价值，医院可持续为服务对象寻求和提供具有创新价值的服务。

第五，文化性。随着科技创新、互联网的发展与普及，医院传统上具有的战略优势，如自然资源、规模经济、资金与技术优势，由于相互间的差距正在缩小而不再成为恒久的优势。同时，由于信息快捷而导致的相互间模仿和借鉴的速度也越来越快，医院在价格、渠道及促销等营销操作层面上也难以建立长久的竞争优势。但是，医院文化可形成一种持久的竞争力。医院实施文化营销，可将自身的精神文化、制度文化、行为文化和物质文化与医院的品牌加以整合，通过营销活动有效传递给社会。

二、医院营销的重要意义

第一，营销有利于正确认识和分析医疗市场。一个地区的医疗资源相对有限，医院要求得生存和发展，必须认识市场、分析市场，找准自己的市场位置，采取灵活的手段去占领市场。医疗市场分析和定位是医院营销的第一步。

第二，医院营销有利于医院进行准确的市场定位。医院要找准市场定位，识别市场定位的可能的竞争优势，根据自己在市场中的位置，找到适销对路的营销方案，选择正确的营销战略，从而使医院按正确的方向发展，减少营销的负面冲击力。

第三，有利于树立医院品牌。医院营销最重要的是品牌营销。品牌是一个医院长期经营后形成的市场形象，必须得到不断的巩固和发展。通过各种形式宣传医院的技术和服务，巩固医院的品牌，使老百姓信服这一品牌。

第四，促进医院经营观念的转变。在传统经营观念中，医院是一种社会公益事业，主要任务是治病救人，不应该进行营销活动。同时，由于行业的垄断性，医院甚至不用营销也可以占领市场。随着市场营销的引入，医院经营理念得到改变，将在以医疗技术与水平赢得市场的基础上，逐渐以品牌、服务质量等占据更多医疗市场份额。

第五，市场营销可以更好地促进医疗质量提高和服务态度改善。市场营销有三个前提条件：一是较高的医疗质量作保证。一个医院的信誉主要来自高水平的医疗质量，为了赢得更多的病人，医院必须加强医疗质量管理，确保病人就医安全。二是了解患者的抱怨，不断改进业务。三是树立员工是医院宝贵资源的意识。在此引导下，医院的医疗质量得到提高，服务态度得到改善。

三、医院营销的现代观念

第一，顾客需求观念。市场的核心是顾客，医院要树立顾客需求的观念，把医疗服务对象的需求视为医院营销的出发点和归宿。医院营销要始终围绕"顾客满意"这一中心而展开，认识到医院生存与发展依赖于为服务对象提供满意的医疗服务，医院要最大限度地满足服务对象的需求，包括医疗技术的需求和医疗服务过程的需求。

第二，市场竞争观念。市场竞争观念强调在市场营销中，应比竞争对手更有效、更有利地传送目标市场所期望满足的东西。具体到医院营销中，首先要树立合法竞争、主动竞争的观念。通过竞争，降低医院的营销成本，改善医院的医疗服务质量，实现各种医疗服务资源的最佳配置。当前，医院的竞争涉及医院的各个方面，包括人才竞争、管理竞争、技术竞争、设备竞争、服务竞争、环境竞争以及文化竞争等。

第三，社会需求、效益营销观念。医院社会营销观念强调协调和平衡医院效益和社会利益之间的关系，实现以社会效益来带动经济效益的目的。在市场经济体制下，医院要参与竞争，提高效益，必须树立效益营销观念。效益营销要求医院在开展市场营销活动中，要不断降低成本，节约费用，以尽可能少的人力、物力、财力消耗，取得尽可能高的社会效益与经济效益。

第四，信息观念。信息是医院的重要资源。医院的市场信息不仅是医院开展营销的必要条件，而且是医院进行重大决策的依据。准确及时的信息有助于医院把握市场动态，走在市场前列，从而占据优势。

第五，人才观念。人才是医院营销活动的基本因素。当前随着医疗市场竞争的加剧，医院不断地挖掘其所能获得的资源作为竞争优势的来源。资金、设备等资源越来越快地为竞争对手所模仿，成为竞争优势的可能性越来越小。而拥有的人力资本，蕴含在员工中的知识和能力以及员工之间的关系，因有很强的背景依赖性和路径依赖性，难以为竞争对手模仿，因此成为医院的核心竞争力。

第六，战略观念。医院为适应外部环境的变化，使之能长期、稳定地健康发展，实现既定的战略目标，应以预测和分析未来的竞争环境为基石，展开一系列事关医院全局的战略性谋划与活动。战略观念就是全局的、长远发展的观念。医院应用战略管理的思想和方法对医院的营销活动进行管理。

第七，质量营销观念。医疗质量是医院的生命线。医院的医疗质量是病人选择医院的重要因素之一。重视医疗质量不仅是出于维护病人的合法权益，更重要的是医院的医疗质量高低直接影响医院营销的成败。在医疗市场的竞争中，医院营销必须以质取胜，这是医院营销的特殊性所致。

第八,全员营销观念。医院的医疗服务具有一个重要的特征,即连续性。在医院诊疗过程中,每一个环节对保证医疗服务的最终质量都起着不可替代的作用,医院营销策略的实施要靠每一个员工来实现,所有员工都是医院营销的主体。通过全员营销,实现医院营销目标和保证营销质量。

第九,创新营销观念。现代社会处在不断创新与变革的时代,市场的风险与不确定性、环境变化、顾客群的改变等,应纳入营销策略。医院在市场营销活动中,要能够根据环境的变化和病人的需求,不断调整和改变营销思想、营销内容以及营销方法,善于整合新的医疗服务,通过创新来扩大医疗市场份额,从而提高医院的竞争力。可见,创新是医院市场营销的灵魂,能给医院带来无穷的生命力。

第十,品牌营销观念。品牌是产品和服务在消费者心目中的形象,是医疗市场竞争力的象征,是赢得消费者的法宝。医院品牌的好坏对于患者就医具有很强的引导力。好的品牌不仅传达了质量的保证,而且还体现了承诺、优质、文化等内涵。因此,医院在市场营销活动中必须具有品牌营销的观念,有不断地打造完美品牌的意识,这样才能使医院在服务对象的心目中保持持久的知名度和美誉度。

第十一,整合营销观念。整合营销是把医院的一切传播活动,如广告、新闻、公关、形象策划、品牌推广等所有的营销活动进行一体化的整合,让公众从不同的信息渠道获得对医院一致的信息,从而使他们对医院有最大限度的认知。整合营销是一种双向沟通的过程。通过整合营销,既能对受众产生最大影响效果,提高公众对医院的忠诚度,又能降低个别营销的成本。

第二节 医疗服务与医疗市场

一、医疗服务

医疗服务是指医疗机构提供给市场的、用于满足人们医疗保健需求的、以服务形式存在的消费品。医疗服务既有一般服务业的特性,又有医疗行业的特性。

第一,医疗服务的一般服务业特性。一是无形性。医疗服务在本质上是一种行动、过程表现,在很大程度上是抽象的,呈现无形性特征。它决定了医疗服务不能储存、难以用专利等手段加以保护、易被模仿、消费者购买医疗服务的高风险等。二是变异性。医疗服务在很大程度上又是非标准化和高度变异的。医疗服务与有形产品不同,它是由医院员工提供,同时有病人积极参与的服务活动,很难确保医疗服务质量的一致性。医疗服务的质量与效果取决于很多服务提供者不能完全控制的因素，包括医务人员的原因（如服务技能、心理状态、责任心、努力程度等），顾客的原因（如知识水平、经济水平、个人体质、对医疗方案的依从性等），以及内外其他环境的因素。由于这些复杂因素的共同作用，服务提供者无法确知为病人提供的医疗服务能否达到既定的效果。三是不可分割性。典型的医疗服务提供和消费过程总是同时进行的，并有消费者参与这一过程。一般情况下，医疗服务的提供与消费具有时间和空间的高度同一性，且绝大多数是医生面对面地为病人提供医疗服务，医患双方共同参与完成医疗的服务过程。服务的同一性决定了病人在医疗服务过程和医疗服务质量评价中的重要作用。四是不可储存性。医疗服务具有"随供即逝"的特点，供给过程也是消费过程。由于医疗服务具有不可储存性，使医疗服务难以像制造业那样有产品库存来平衡供求矛盾。医院需要通过服务时间的调整和对服务的供求的调节，来克服不能用储存方式平衡供求矛盾的困难。

第二，医疗服务的特殊性。一是医疗服务的伦理性和公益性。医院的医疗服务应使社会效益与经济效益有机统一，必须坚持医院服务的伦理性、公益性，不断增强医院实力，提高为病人服务的水平与效果。二是医疗消费的或然性。医疗服务的对象是人，由于人的机体复杂、疾病的种类和病因繁多、病情多变，使病人发病就诊的时间、地点、数量难以准确预料。同样的疾病、创伤，在不同的医院诊治，诊治的方式和诊治的结果也不一定相同。因此，医疗服务随机性大，医疗消费具有或然性。三是医疗服务的信息不对称性。在医疗卫生服务过程中，医患双方的信息不对称以及患者对医疗知识的匮乏，使一般患者缺乏对医疗服务的质量和数量进行判断的知识和能力，缺乏对提供的医疗服务的质与量是否符合病情需要的准确信息。医生具有明显的信息优势，在很大程度上主导患者的消费决策，因而有可能诱导患者过度消费。四是垄断性。医疗行业有严格的准入制度，医院的医疗服务差异性也较高，使一些医院提供的医疗服务具有不可替代性，具有较强的市场势力。此外，医疗服务具有较强的区域性，病人一般愿意就近就医。因此，医院的医疗服务较易在一定区域内形成垄断性。五是高风险性。医疗服务行为具有比其他服务行业更多的不确定因素，每一项不确定因素均可能成为医疗风险的一个成因。因此，医院应该有医疗服务高风险的管理措施。六是医疗服务的时效性与整体性。医疗服务对时间有高度的要求，时间就是生命。医疗服务必须满足相应的服务半径需求。患者就诊后，在门诊、急诊、住院、会诊、转院、出院等过程中，应享受到便捷、连续性的医疗服务。

第三，医疗服务的其他特征。医疗服务的其他特征还包括医疗服务的科学性、医患关系的特殊性以及医疗服务的高度专业化的特性（如人力密集、知识密集、资讯密集、资本密集）等。

二、医疗市场

医疗市场是由医疗服务的供方（医生或医疗保健机构）与需方（病人或被服务者）所共同构成的医疗服务网络。在医疗市场中，主要有三个因素，即医疗服务、医疗服务的供方与医疗服务的需方。

医疗市场具有一般市场的基本特征。首先，从市场构成的要素看，医疗市场具有一般商品市场的重大要素。其次，从市场机制的作用看，医疗市场具有一般商品市场的价格机制、竞争机制与供求机制的作用。

第一，医疗服务市场是不完全的市场。卫生服务直接关系到广大群众的身心健康，因此不能完全将其推向市场。国家对卫生服务的价格调控、对卫生资源的配置起着非常重要的作用。所以医疗市场是一个不完全的市场。

第二，医疗服务市场是卖方市场。医疗服务的消费过程中，由于消费者缺乏医学知识而使医患间信息不对称，消费者主权不充分，因此在卫生服务市场中，医患之间不存在平等的交换关系。医生具有两权合一性（指医疗服务供给权和消费代理权均属于医生），这种需求者的被动性和供给者的主动性、决定性，使医疗市场中的信息不对称表现得尤为突出。

第三，医疗市场是非开放的市场。与完全竞争的市场不同，进入医疗服务市场存在准入障碍，常常会受到各种条件的限制和制约。医疗服务的供方必须严格符合资金、技术、许可证和其他准入医疗市场的条件。医疗市场的供方在硬件和软件上存在严格的准入限制。

第四，医疗机构的市场地位通常具有较强的区域性。消费者一般愿意就近就医，因此可能导致医疗机构在一定区域内获得垄断性市场势力。

第五，垄断性。医疗服务市场易被具有行医资格的个人或机构所垄断。由于存在供方垄断，供方有一定的控制价格和控制产量的能力。

第六，第三方付费。由于医疗服务与健康状况之间的关系及医疗服务的特殊性，在医疗市场中出现了第三方，即医疗费用的支付方，通常为医疗保险公司或相关政府机构。

第七，医疗市场缺乏需求弹性。生老病死乃自然规律，医疗需求呈刚性特征。医疗价格的上涨不会大幅地减少医疗需求；反之，医疗价格的降低也不能大幅增加医疗需求的总量。可见，医疗服务市场是缺乏需求弹性的市场。

第八，医疗市场的其他特性。医疗市场的消费者不够成熟、医疗服务的生产和消费在时间、空间上具有同一性。

第三节　医院营销环境分析

医院同一般的组织一样，总是生存于一定的市场营销环境中，医院的营销活动不可能脱离周围的环境而独立地进行。环境是医院不可控制的因素，医院的营销活动要随着营销环境的变化而变化。

医院市场营销环境是指作用于医院营销活动的一切外界不可控制的因素和力量的总和，这些因素和力量是与医院营销活动有关的、影响医院生存和发展的外部条件。医院营销者的主要职责是在环境变化中，辨别具有历史意义的变化趋势。

医院的营销计划及其实施方案必须适应外部环境，只有准确地了解经济建设的重点、经济增长指标及科学技术发展情况，医疗消费需求的变化以及中间商、供应商、竞争对手等的情况，才能制定出正确的营销策略，才能出奇制胜，有效地实现医院既定的市场营销目标。

医院市场营销环境包括宏观环境和微观环境。宏观环境也称间接营销环境，是指影响微观环境的一系列的社会力量，主要包括人口环境、经济环境、自然环境、技术环境、政治与法律环境、人文环境等；微观环境也称直接营销环境，是指与医院紧密相连、直接影响医院营销能力的各种环境，包括医院结构、供应商、医疗服务使用者、竞争者与竞争策略、公众与媒体等。

微观环境直接影响与制约着医院的营销活动，多半与医院有着或多或少的经济联系；宏观环境一般以微观环境为媒介去影响和制约医院的营销活动，在特定场合，也可直接影响医院的营销活动。医院进入市场之前必须认真分析市场环境。这样，才能知道消费者对医院服务有怎样的需求，需求量是多少，医院可提供哪些服务，何时提供，作为医疗消费者可以负担的价格是多少等相关情况；才可以有针对性地购置设备、引进人才，开展医疗技术新项目，并制定可行的服务措施和适宜的价格，去提供满足消费者需求的医疗服务；才有可能获得理想的社会效益和经济效益，从而使医院充满生机与活力，并保持长久的生命力。在医疗市场竞争十分激烈的情况下，只有对市场营销环境有充分认识的医院，才能有效地利用客观环境给医院带来机会，同时又能避开不利因素的影响和威胁。所以，医院对市场环境的认识程度，也是医院的成功之道。

一、医院营销的宏观环境

第一，经济环境。经济环境是影响消费者购买力和消费方式的因素，主要是分析医疗市场所处区域经济发展阶段、经济特征、经济规模。影响医院营销决策的最直接的因素是社会购买力,影响购买力水平的主要因素有收入、价格、储蓄以及信用等。我国当前的经济发展水平和人均收入影响着消费与储蓄消费水平以及消费支出模式。随着中国经济环境的改善,对医疗服务的质量、个性化和专业化服务的要求越来越高。

第二,人口环境。人口是构成市场的基本要素,人口的数量和购买力决定了市场的规模。人口环境包括人口的数量、自然构成、增长速度、地区分布、年龄结构、教育程度、职业、民族等。这些因素都会从不同角度影响医院的营销。不同特征的人群决定着消费方式、消费水平和消费支出。医院在开展市场营销活动时,必须考虑人口因素来确定医疗服务的重点与方式。

第三,技术环境。随着现代科学的发展,出现越来越多的高科技设备和医疗技术,对疾病的诊断和治疗起到极大的作用。医疗手段日新月异,医疗方式不断演化,信息技术和网络技术的出现,使远程医疗和网络医学的发展成为可能。医疗机构应及时更新医疗技术,针对人们生活方式的改变增加服务的广度、深度,并在宣传上适应高科学技术的发展。

二、医院营销的微观环境

第一,医院内部环境。医院营销的内部环境应考虑:①基础设施,包括医院的占地面积、建筑面积、病床编制数、每床平均建筑面积、医院总人数及结构、科室设置情况、隶属关系、管理体制等;②医技水平,能够开展的医疗技术项目、重点专科情况等;③适宜的医疗设备;④资金情况,指医院的经济收入情况,收入与支出是否保持平衡,上级财政是否拨款等;⑤人力资源,主要包括各类专业技术人员、管理人员、工程技术人员等的数量、构成、比例,医疗护理技术人员与非医疗护理技术人员的比例,高级人才与中初级人才的比例与结构,整个人才队伍的作用发挥和薪酬分配等方面的情况。

第二,医院结构。在医院营销过程中,应考虑的是与营销有关的各个职能部门的统一性及协调性。医院高层领导的营销工作是要建立医院的长远目标,制定医院的总体战略,医院营销部门负责人(营销主管)的工作则是在院长制定的战略规划指导下制订营销计划。营销计划的订定过程必须有各相关部门的负责人参与,在计划实施过程中要得到各相关部门的配合执行和及时反馈。各部门在营销活动中的侧重点有所差异,但是在营销观念指导下,这些职能部门都必须考虑到病人的利益,协调一致创造出超价值的服务和良好的病人满意度,实施及贯彻"价值=价格+满意度"定律。

第三,供应商。医院的供应商包括制药厂、医疗器械厂、医疗设备厂、诊断试剂厂、医用耗材厂等。在整个医疗服务价值链中,供应商所提供的资源对医院的医疗技术水平和服务质量有着非常大的影响。由于供应状况对营销活动影响巨大,医院营销主管必须与相关职能部门（如药剂科、器械科等）配合，密切监视及做好供应链管理。

第四，医疗服务消费者。医疗服务消费者市场可以分为四类：①自费消费者市场，由个人和家庭成员组成；②团体消费者市场，如医疗保险公司的病源、集团公司的员工等；③行政性消费市场，如出国体检、高校入学体检等强制性医疗服务；④国际市场，包括那些已经在中国生活、工作、旅游的国际人士和国外潜在的患者。

第五，竞争者与竞争策略。在医疗市场中，有着各种不同类型的医院，任何一家医院只能占有一定的市场份额。医院若想成功，就得为医疗服务需求者提供比其竞争者更好的服务，创造更大的价值和更高的满意度，才能扩大自己的市场份额。没有任何一种竞争策略对所有医院来说都是最好的，医院应该利用本院的核心竞争力，充分发挥自身竞争优势，采取差异化营销的策略，才能在竞争中立于不败之地。不同地位的医院，其竞争策略应该不同，大医院的策略不一定适用于小医院；反之亦然。

第六，公众与媒体。医院的营销环境也包括公众与大众传媒，主要指新闻媒体、融资公众和社区公众等。医院营销者不仅要考虑医院消费者，考虑竞争对手，同时还必须考虑公众的认可度和媒体、政府的支持等。医院营销可以针对其主要服务对象制订公关计划并加以实施。

第四节　医院营销战略与策略

一、医院营销战略

医院总体战略是医院最高层次的战略。它需要依据医院的使命，选择医院参与竞争的医疗业务领域，合理配置医院资源，使各项经营业务相互支持、相互协调，总体战略是由医院高层管理人员负责制定、落实的基本战略。在医院总体战略下，又可划分为医院部门战略、医院各职能战略、医院部门各职能战略，它们共同促进医院战略的实施和战略目标的实现。

（一）市场营销战略

市场营销战略是医院总体战略的一个职能战略，是医院总体战略的组成部分，服务于医院总体战略，应与医院总体战略保持一致。医院市场营销战略应根据医院总体战略的要求和规范，制定医院市场营销的目标、途径和手段，并通过市场营销目标的实现，支持和服务于医院总体战略。

（二）市场细分及定位战略

20世纪90年代国际营销学大师、享有"营销学之父"美称的美国西北大学教授菲利浦·科特勒提出STP营销战略。STP即市场细分（segmenting）、选择目标市场（targeting）和产品定位（positioning），STP法则是整个营销建设的基础。市场细分和目标市场确定是STP营销战略的两个密切相关的要素。

1. 市场细分

市场细分又称市场细分化、市场分割或市场区域。医院市场细分是指根据医疗市场中不同消费者（病人）的需求特点、消费行为和消费习惯等不同特征，按一定的标准，把市场分割为具有类似的若干不同的消费群体（病人群）。其中，每一个消费群体就是一个子市场，或称为一个细分市场，每一个细分市场都是由有类似需求倾向的消费者构成，实际上是一种求大同存小异的市场分类方法。它不是对医疗服务产品进行分类，而是对需求各异的消费者（病人）进行分类。

市场细分的依据是客观存在的需求差异性。常见的影响医院消费者需求的因素可以概括为地理、年龄、性别、消费水平、购买行为和疾病状况等。医院在市场细分时，可以使用一种分类依据细分市场，也可以使用两种或两种以上的分类依据，综合地、系列地细分市场。在理性和合理分析判断的基础上，决定选择最有利于本医院的细分市场作为服务对象。

第一，按地理细分市场。它是指医院根据消费者（病人）所在的地理位置、交通线路等因素来细分市场，然后选择其中一个或几个市场作为目标市场。前文讲述到，医疗单位的市场地位通常具有较强的区域性，即消费者一般愿意就近就医，因此可能导致医疗单位在一定区域内获得垄断性市场势力。因此，医院进行市场细分时要认真考虑相近区域内同等实力或服务领域的竞争对手状况。

第二，按病人年龄、性别细分市场。按病人年龄，医疗市场可细分为老年人市场、儿童市场、青壮年执业人群市场等；按病人性别，可细分为女性市场、男性市场等。

第三，按消费水平细分市场。根据消费者（病人）的消费水平，可把市场细分为高端医疗市场和基本医疗服务市场。

第四，按购买行为细分市场。它是指以消费者对医疗服务产品的认识态度和利用情况等为依据来划分市场。例如，根据消费者对医疗服务产品需要和利用动机加以区别，医院可将病人按不同就诊目的细分为体检市场、美容市场、预防市场、医疗市场等。

第五，按疾病状况细分市场。根据消费者所患疾病的种类，可对医疗市场进行细分，如患胸科疾病的病人市场、患肝胆疾病的病人市场、患精神疾病的病人市场等。按疾病状况细分市场，可按所患疾病的系统细分，也可按是否患某种疾病进行细分。一个理想的细分化市场，是由一系列因素交叉组合而成的，只要其中一个因素变动，就会形成一个新的细分市场。医疗市场细分化的标准和标志是多种多样的，不同层次的医院应根据本身的具体条件，结合客观实际，运用不同的标准和标志，对医疗市场进行细分化。

2. 选择目标市场

（1）目标市场选择的策略：在细分市场的基础上来确定目标市场，必须考虑两方面的问题：①考虑要进入的服务领域；②考虑要进入的市场领域。一般来说，医院选择目标市场有三种模式。

第一，完全覆盖市场策略，也称全方位进入，这种策略是指医疗机构把整体医疗市场作为医疗服务的目标市场，针对整个医疗市场消费者的共同需要，制定相应的整体医疗服务项目，力图满足所有消费者对医疗服务的需求，吸引所有的医疗消费者。一般而言，在医疗资源供应紧张、医疗需求者因条件限制无法选择的情况下，采取整体性综合医疗市场策略是可行的。目前，此策略较适用于县医院与乡镇医院。

第二，集中单一市场策略，也称密集性营销策略，是指医院选择一个或少数几个细分市场为目标市场，针对一部分特定的消费群体的需求，提供专业化服务，这种策略最适宜于医疗服务的区域开拓或医疗市场竞争激烈的地区，能更好地满足不同层次医疗服务消费者的需要。一般来说，竞争激烈的地区，都可选用集中单一市场策略。

第三，专科化医疗市场策略，这是指医疗机构选择一个或几个细分的专科医疗市场，集中优势，发挥特长，充分满足一定范围内消费者对专科服务项目的需求。

（2）选择目标市场策略时应考虑的因素：选择目标市场时，应考虑的因素包括四个方面：①国家和各级政府对医疗机构的各项方针政策，包括医疗机构的设置规划，网点设置准则，医疗卫生服务的长期、中期和近期发展规划等。在选择目标市场时，必须考虑和遵守这些规定，按整体的最优化方案选择目标市场。②目标市场的特征和医院实力（后者指医院的医疗技术能力、服务能力、营销能力和管理能力等）。如果医疗服务范围广、需求高、本身实力强大，并且该地域内没有同层次的竞争对手的话，可采取整体性目标市场策略，如果在同一地域有实力相当的竞争对手或本身实力不足的，则应采取专科化医疗市场策略，满足部分细分化医疗消费者的需求；或者，在考虑整体性目标市场的同时，也考虑一个或几个专科化的医疗市场。③医疗消费者的普通需求和特殊需求，因为无论采取整体性市场策略还是集中单一市场策略、专科化市场策略，都必须考虑医疗机构都有"紧急救护"的任务，必须满足某些特殊的需求。④竞争对手采取的策略，因为众多的医疗机构同时在市场上进行竞争，医疗市场竞争形式的不同，采取的策略也不同。

选择目标市场策略时必须考虑竞争对手采取的策略，应采取与竞争对手相抗衡的策略。

3. 医疗市场定位战略

医疗市场定位是指医院根据目标市场上消费者对医疗服务的重视程度、医院的医疗服务项目在医疗市场上的地位、竞争者的定位，对医院及相关的医疗服务创造并培养一定的个性和形象，并通过制定出一系列特定的营销组合来影响潜在消费者对其医院总体感觉的过程。确定市场定位战略，是为了更好地服务顾客，在市场上取得竞争优势，在价值和价格两大因素上，力争以尽可能低的价格创造尽可能高的价值。

二、医院营销策略

（一）医院产品策略

从营销学的定义上来看，产品就是能够提供给市场以满足消费者需求和欲望的东西。产品分为五个层次：第一层次是核心利益，即顾客真正需要的基本服务或利益；第二层次是形式产品，是实现核心利益所必需的基础产品，即产品的基本形式；第三层次是期望产品，即购买者在购买产品时通常期望或默认的一组属性和条件；第四层次是延伸产品，产品提供者向顾客提供附加价值，主要是附加的利益和附加的服务；第五层次是潜在产品，即该产品在将来可能会实现的全部附加部分和转换部分。当前，我国部分产品的策略，只能满足前两个层次，即最基本的核心利益与实现核心利益所必需的基础产品形态，大部分还没有深入第三层次，更不要说进入第四、五层次。

产品策略是指企业为了在激烈的市场竞争中获得优势，在生产、销售产品时所运用的一系列措施和手段，包括产品组合策略、产品差异化策略、新产品开发策略、品牌策略以及产品的生命周期运用策略。医院产品是医院提供给医疗市场的、用以满足消费者医疗需求的医疗服务，医院对医疗服务的营销也可运用相关产品策略。

1. 医院产品组合策略

产品组合策略是医疗市场营销策略的重要组成部分。医疗产品组合策略指医院机构根据医疗市场情况和经营实力，对医疗服务项目组合的广度、深度和关联性实行有机组合。

（1）全面组合。这是医疗机构着眼于向消费者（病人）提供他们所需要的一切医疗服务项目。这种策略将尽可能地增加医疗服务项目组合的宽度和深度，即增加医疗服务项目、扩展经营范围，以满足医疗市场需要。

（2）市场专门化组合。这是医疗机构以某个专门市场为服务对象，为该目标市场提供所需的各类医疗服务项目，不考虑项目组合的关联度。例如，北京五洲女子医院定位为经济收入高、健康意识强、消费观念新的都市女性提供医疗保健服务。

（3）项目专门化组合。这是医疗机构只经营某一大类医疗服务项目去满足不同消费者的需求,该组合方式具有专科化的特点。例如,专科医院的服务项目组合就属于这一类。

(4)有限项目组合。这是医疗机构只经营某一类医疗服务项目中的一部分服务,以满足有限市场的需求。这类组合的广度有限,但有利于医疗机构发挥自己的优势,树立医疗机构和医疗服务项目的形象,提高在某一特定范围内的市场占有率。

(5)特殊专科性项目组合。这是医疗机构凭借它所拥有的特殊技术和服务条件,提供满足某些特殊需求的医疗服务项目,如近年来涌现出一些专门为不孕不育患者服务的营利性医院。

(6)单一项目组合。这是医疗机构只经营一种或为数有限的几种医疗服务项目,适应和满足单一的市场需求。这种单一项目组合的经营过程单纯,医疗机构对此项目的依赖性较大,适应性弱,存在较大风险。

2. 医院服务营销策略

服务营销的核心是患者,营销活动要"以病人为中心"。医院营销是一条服务价值链,医院要从各个环节去满足病人的要求,实施全程优质服务。

一般而言,医院消费人群可以划分为三类:①患者,他们接受过医院的医疗服务,有着亲身体会;②患者家属;③潜在消费者。从信息沟通来看,对医疗服务的评价可以通过各种方式进行传播,特别是患者及其家属对医院的评价会形成口碑传播的作用。因此,医院必须明确消费者的需求、明确为哪些消费者提供医疗服务、提供哪些医疗服务、依靠哪些医疗技术,要集中全力满足消费者需求,使消费者获得最好的医疗服务。

(二)医院价格策略

医疗服务市场、医疗服务水平、医疗服务价格是医院赖以生存和发展的重要组成部分。医疗服务价格是影响医疗服务需求、反映医疗服务水平和质量的重要因素。在计划经济体制时代,医院的医疗服务收费完全由政府定价,医院缺乏自主权。当前,国家取消了医疗服务的政府定价,实行非营利性医疗机构医疗服务的政府指导价和营利性医疗机构医疗服务的市场调节价相结合。政府定价的取消,要求医院必须研究医疗市场现状,分析竞争对手的情况,实行恰当的医疗服务定价策略,以切实保障医院、员工以及消费者等各方面的利益。

1. 医疗服务的定价目标

定价目标是医院制定定价策略的依据和基础,只有明确了医院的定价目标,才能相应地采用合适的定价方法和策略。医疗服务的定价目标主要包括结余与投资回报目标、顾客导向目标、市场份额目标、应对竞争对手目标。

(1)结余与投资回报目标。尽管医院是具有一定福利性质的公益性事业单位,但医院同样需要考虑在一定社会效益基础上的经济效益。特别是营利性医院,更不会忽视医院的利润，它需要实现投资回报的目标。如果没有政府的补贴、药品的加成补偿，医疗服务价格理应高于医疗服务成本，这样才能使医院的医疗服务维持下去和继续发展。

（2）顾客导向目标。合理的医疗服务定价，还须研究和了解顾客对价格的可接受程度。在此基础上，再综合考虑市场的竞争情况，最后确定医疗服务项目的最终价格。

（3）市场份额目标。市场营销的实践显示，医院在一定程度上可以通过定价来影响医疗市场份额。过高的医疗服务价格可影响病源，减少市场份额，这也是为何自主定价的一些营利性医院的医疗服务项目定价并未高过政府对非营利性医院医疗服务项目的指导价的原因。

（4）应对竞争对手目标。合理的医院医疗服务项目的定价可以在某种程度上击败竞争对手。医院可以有意识地通过医疗服务定价去应对和避免竞争。为此，医院应考虑本区域内整体的医疗服务价格水平和相同档次医院的医疗服务价格水平，再根据市场需求来确定本医院的医疗服务价格水平，只有这样才有可能使医院在医疗服务价格方面保持竞争优势。

2. 医疗服务的定价方法

在市场经济条件下，医疗服务项目的价格要考虑诸多因素，如医疗服务成本、医疗服务需求、市场竞争等。在医疗服务价格的确定时，可以是采取以成本为导向的定价法，即以医疗服务的成本为基础，再加上预期结余（或称利润）制定医疗服务价格，它又可分为成本加成定价法和收支平衡定价法两种具体方法；可以采取以需求为导向的定价法，即从消费者对医院、对医疗服务的态度和行为出发，以消费者对医疗服务项目价值的认识和需求程度为定价依据；也可采用以竞争为导向的定价法，即以医院为主要竞争对手的医疗服务项目价格为依据的一种定价方法，它的特点是医疗服务的价格随行就市，医院按照医疗行业的平均现行价格水平来定价。

3. 医疗服务的定价程序

医疗服务定价的程序一般为：①制定医院价格营销策略，选择定价目标；②市场调研，分析现实的和潜在的医疗服务需求；③测算医疗服务的成本（包括固定成本和变动成本）；④竞争对手分析，主要分析主要竞争对手的成本、价格和其他因素；⑤选择具体的定价方法；⑥确定最终医疗服务价格；⑦医疗服务价格在实施一段时间后，收集对医疗服务价格的意见与建议，对医疗服务价格进行修正与调整。

（三）医院渠道策略

医院营销渠道就是促使医院的医疗服务顺利地进入目标市场的一整套相互依存的组织。医疗服务的特殊性决定了医疗服务的获取具有直接性，即消费者必须到医院或通过网络系统,与提供医疗服务的医务人员进行接触。但从营销的角度来看,医疗服务客观地存在营销渠道,即医院有了医疗服务项目,必然经过一定的营销渠道才能让消费者认识这种服务,并最终获得这种服务。

1. 医疗营销渠道的分类

(1)零层营销渠道。零层营销渠道是指医院不经过其他中间途径,直接为医疗消费者提供医疗服务。医院除了直接在医院内提供医疗服务外,还可通过下列方式直接提供医疗服务。

第一,社区医疗服务。根据社区医疗服务的定位,医院可延伸服务范围,使医院能够长期拥有一批稳定的医疗消费群体,并增强社区居民对医院的忠诚度。

第二,网络医疗服务。网络医疗服务是指医院将医疗服务或部分医疗服务通过计算机网络或互联网提供给医疗消费者,以便使医疗服务人员与消费者之间实现一定程度的分离。目前医院的网络医疗服务主要是远程会诊、健康咨询、远程挂号、远程医疗等。

第三,巡回医疗。巡回医疗是指医院组织医务人员直接到社区、企业、学校、乡村提供有偿或无偿的医疗服务。其主要目的是扩大医院的知名度,让更多的群众了解医院的医疗技术水平与服务能力。同时,方便了群众的就医与咨询。

(2)单层营销渠道。医疗服务的单层营销渠道是指医院之间相互转诊的渠道,即一所医院可以与多个不同等级或类型的医院建立双向转诊关系,从而建立有效的营销渠道。其主要形式有双向转诊、技术支持。

(3)水平营销渠道。水平营销渠道是指由同一渠道层次上的两个或两个以上的医院联合起来,共同开拓医疗市场的一种营销渠道组织。水平营销渠道的主要方式是医院集团。

(4)多层营销渠道。多层营销渠道是指医院使用两种或两种以上的营销渠道向消费者宣传与提供医疗服务项目的一种营销渠道组织。通过多层营销渠道,一是扩大了医疗市场份额,二是降低了渠道成本,三是更好地满足了医疗消费者的需要。

2. 营销渠道设计的限制因素

营销渠道的设计应充分考虑各种限制性因素,制定出适合医院服务特性的营销渠道,促使医院营销目标的实现。营销渠道设计应考虑医院医疗服务的不同特性,如预防或解决何种健康问题、定价、目标人群、使用方法等;考虑现有渠道的特性,如发展性、信誉度、专业性等;考虑服务地区的经济环境,如人均收入、景气指数等;考虑医院的营销规划。

第四章 医院财务管理

第一节 医院财务管理概要

现代医院财务管理既是医院经济活动的一个信息系统和管理工具,也是经营管理的重要内容。在受调控的医疗市场逐步开放的情况下,医院要对与医疗经济利益直接相关的经营活动承担责任。要对投入的人、财、物、技术等生产要素和医疗服务、质量、规模效率与效果进行经济分析,这些形成了医院财务管理的基本内容,也是研究医院财务管理的基本要求。

医院财务管理应确立服务优质与高效、医疗成本低廉、价格合理、收益最大化的理财思想。要以资本为纽带,产权制度清晰,法人治理结构完整,运用现代计算机网络技术,建立健全医院财务运行模式,严格遵守医院会计制度和财务制度,规范医院的财务行为,确保医院经济运行正常进行。

医院财务管理是经营管理的一部分,是对资金的取得和使用的管理。在市场经济条件下,医院在遵守政府相关卫生政策前提下,根据医疗服务的需求,提供医疗服务,同时得到合理的经济补偿。因此,医院财务管理就是要充分利用医疗技术、设备、资金等卫生资源,向社会提供优质高效服务,从而满足市场需求,获得最大经济效益。

一、医院财务管理的对象

医院的初始投入,必须解决两个问题:制订规划,明确床位数;筹集一定数量的资金。医院财务管理从起点到终点都是资金,其他资产都是资金在流转中的转化形式。因此,财务管理的对象主要是资金管理。

从财务的观点来看,收入和结余是资金的来源,支出和费用是资金的耗费。在医疗服务过程中,货币资产变化为非货币资产,非货币资产又变为货币资产。这种周而复始的流转过程称为资金流转。一般情况下,在一年以内的资金周转称为短期循环。短期循环中的资产是流动资产，包括应收账款、现金、各种存款、药品、卫生材料和短期投资等。所需时间在一年以上的流转称为长期循环，包括固定资产、长期投资、递延资产等。

二、医院财务管理的目标

医院财务管理的目标如下。

第一，结余最大化。收支的结余表明了医院新创造的财富，结余越多说明医院的经济效益越好，经济运行质量越高。否则，没有结余，甚至入不敷出，一个经常亏损的医院是很难去讲社会效益和公益性的。

第二，资产要保值增值。公立医院的最大"股东"是国家。作为投资主体，国家开办医院的目的是要求医院为社会提供公平、价廉、优质的服务。因此，只有树立资产保值增值的观念，长期保持获利能力，不断增加盈余，医院才能生存和发展。

第三，事业基金积累越多越好。医院的事业基金是一种积累，是医院自主支配的资金。事业基金的多少，可以反映出一个医院的发展潜力。因此，如果事业基金积累得多，就可以用来改造就医环境、增添设备、扩张规模、进行投资。医院发展了，又能提供更多更好的医疗服务，并能获得更多的结余。所以，事业基金是医院发展的原动力，是经济实力的体现。

三、医院财务管理的原则

医院财务管理的原则是医院组织财务活动，处理财务关系的准则。它体现了理财活动规律性的行为规范，是对财务管理提出的基本要求。在长期实践中，财务管理建立了以下原则。

第一，资金合理配置原则。医院财务管理主要是对医院资金的管理。所谓合理配置，就是要通过对资金的运用，调拨和组织各类资产具有最优化的结构比例关系。

第二，收支平衡原则。在医院财务管理活动中，为了使医疗服务有序开展，就要根据现有财力来安排各项开支，要做到以收定支，收支平衡，略有结余。防止出现经费赤字。

第三，成本效益原则。医疗服务首先要讲经济效益，没有效益的医疗项目，肯定会影响医院的发展。在市场经济条件下，医院的医疗成本、费用开支要进行合理的收集和配比，要进行认真分析比较，从而作为医疗项目合理定价的依据，得到合理的补偿。

第四，收益与风险均衡原则。医院在经营管理过程中，不可避免地要遇到风险。财务活动中的风险是指获得预期财务成果的不确定性。低风险只能得到低收益，高风险往往能得到高收益，不同的经营者对风险的看法也不同，因此，在经济决策中管理者必须理智地、全面地分析和权衡，尽可能规避风险，提高决策的科学性。

四、医院财务管理的内容

医院经营的目标是社会效益和经济效益最大化。要实现这一目标,除了注重医疗质量、病种治疗、患者权益外,从财务管理要求上看,就是要提高服务项目的报酬率,降低财务风险,控制医疗成本上涨,按政策合理调整收费,不断完善医疗补偿机制,自求收支平衡、略有结余的财务报告体系。因此,为了实现这一目标,财务管理的主要内容是:积极筹集经费、认真编制预算、参与投资、加强资产管理、做好财务决算、进行财务报表分析等。

(一)资金筹集

医院的资金筹集是指通过医疗业务的价值运动从各种来源、渠道获取的事业经费,其中包括财政拨款、医疗业务收入、院办三产上缴利润、投资收益和药品收入等。此外,也可以通过股份制改造或参股、重组上市等资本运作方法筹资。从资金来源的性质可以看出,一般财务资源运作的政策法规较严,界限清楚,透明度高。因此,资金筹集是财务活动的起点。

(二)预算编制

预算是医院年度资金运用的计划,也是年度业务的货币反映。医院预算包括全年的业务收支规模,收支结构和营运能力,是医院财务活动的基本依据。

1. 预算编制的原则

医院预算编制必须遵循一定原则,根据医院业务特点,编制预算原则,主要有以下几个方面:

(1)政策性原则。收支预算必须正确体现政府的方针、政策,符合财政法规的要求。

(2)可靠性原则。编制预算要坚持以收定支、量入为出、收支平衡、略有结余,一般不搞赤字预算。以经济效益为主线,科学、合理、真实。

(3)合理性原则。预算编制时,收入要有依据,支出要考虑周全。尤其是二类支出,必须优先予以保证。一是人员经费、水、电、燃料费用;二是公务费和设备维修费用,这些费用是医院支出的重点。在预算编制时就要保证重点,兼顾一般,合理安排。

(4)完整性原则。医院的各项收入均纳入单位预算管理。各项支出也应完整反映在预算中。其目的是便于经营管理者全面掌握医院的经济活动情况,报告工作,进行决策。

(5)统一性原则。为了便于考核检查各类医院的财务状况,国家统一设置了预算表格和计算口径、程序和计算依据。医院财务人员必须按照要求编制,便于管理部门审批。

2. 预算编制的内容

医院预算由收入预算和支出预算两部分组成。支出预算是在收入预算的基础上编制的，两者是统一的整体。

收入预算，包括财政补助收入、上级补助收入、医疗收入、药品收入和其他收入等。支出预算，包括医疗支出、药品支出、财政专项支出、上缴上级支出、自筹基建支出等。

从收支项目的预算安排可以看出，医院的财务管理仍然属于非营利单位性质，仍然属于事业单位，医院的经营管理还要不断地向企业化转变。

必须注意的是，医院的收入和支出没有配比关系。唯独收入和支出是有配比关系的。其他各项收入和支出都有标准和定额，要参考上年实际情况测算编制，最后要进行预算的试算平衡。

年度的预算编制完成后，须经上级主管部门批准后才能执行。医院预算一旦实施，就要严格执行，不能轻易改变。一旦需要调整，必须另报主管部门重新审批，才能对预算进行调整。因此，可靠的预算是医院经营管理的基石。

（三）投资决策

市场经济体制的建立，促使医院的经营管理进行改革。不讲经济效益，远离市场是难以发展的。为了适应医疗市场的需求，扩大医疗服务范围，争取两个效益的最大化，医院常常会进行医疗项目投资、高科技设备引进、对外医疗项目合作、资金融通等。这类投资风险大、资金投入多、情况复杂。因此，投资决策是财务管理的重要内容。医院投资决策需要注意以下问题。

第一，投资项目要论证。医院投资项目一般情况下投入的资金数量较大，专业性强，如门诊扩建、病房改造、医疗设备购置等。因此，这类投资项目必须经过论证才能实施。

第二，决策数据要真实、可靠，有价值。财务管理部门积累了医院大量有用的经济信息，而这些信息是投资决策过程中不可或缺的论证依据，一旦数据有误，就容易造成经济损失，甚至会拖累整个医院的经营业绩。

第三，树立投资决策的价值观念。医院投资主要分为两类：一类是对外的权益性投资；另一类是对内医疗的经营性投资。无论是属于何种性质的投资项目，都要考虑资金的时间价值和投资的风险价值。

第四，资产不能流失、医疗服务不受影响。医院开展的对外投资合作项目是提高卫生资源利用效率的举措。但是，医院无论是实物资产对外投资还是无形资产对外投资，都要按财务制度的有关规定进行资产评估，并按评估后的资产价值作为对外投资的依据。

医院投资占用的货币资产、固定资产和无形资产等，应当以不损害本单位的利益为前提，更不能影响正常的医疗服务运行。非经营性资产转为经营性资产后，其资产性质不变，并确保增值。

（四）资产管理

资产是医院开展经营活动的必备条件，是医院拥有的以货币表现的经济资源，具有货币价值的财务或权利，如现金、药品、房屋、设备、应收账款和有价证券等。

从财务管理的观点来看，一项资产必须能给医院获取经济效益和社会效益，正是资产的这个特征，增强了对资产管理的必要性。例如，新建造的病房、新购置的医疗设备和仪器等，这类资产通过医疗服务可以得到预期的收入；应收在院患者欠费、应收医疗款等应收款项，它代表的是一种债权，于约定日期内可向债务人收取现金；药品、卫生材料通过医疗服务活动也可以变为现金和货币权利。因此，加强资产管理，防止资产损失和流失，健全各项资产管理制度是财务管理的一项重要任务。

（五）财务决算

财务决算是会计循环的最后一道程序。因此，做好年末财务决算对医院经营管理具有重要意义。医院的财务决算包括全年的医疗业务收支结转、冲账和编制会计报表两项。医院的会计报表是根据会计记录，经过汇总整理之后，对医院经营成果与财务状况进行综合反映的一种书面文件。

第一，收支结余的结转。结余是医院在一定时期内的经营成果，也是考核经营管理绩效的重要经济指标。医院的收支结余包括三个部分：医疗服务收支结余、财政专项补助净结余和长期投资收益。

第二，结余的计算与分配。医院财务部门在年末决算时，按照配比原则，把会计年度内发生的各项经营费用进行合理分摊后分别计算各项收支结余。医院的结余在作出上述一些项目扣除后，才能按规定比例提取职工福利基金，剩余部分作为事业基金积累，用于医院发展。

第三，进行财务报表分析。一个会计期间终了时，在进行了结余分配后，就要编制会计报表，根据报表反映的财务数据，具体说明经营成果，并进行财务状况分析，向医院经营管理者提供更为详细的会计信息，以满足经营管理方面的需要。

进行财务活动分析，首先，可以让经营管理者全面了解医院在年度内的收支情况和经营责任，提高经营管理水平。其次，可以帮助经营管理者合理进行经营决策。财务报告反映了医院的资金结构状况，理性的经营决策者会对医院的资产保值增值情况、结余能力、资产的流动性、坏账情况、偿债能力和现金流转情况了解掌握，降低风险，提高效益。最后，有助于上级主管部门对医院经营情况的评价和同行业之间的经营情况比较，有利于医院改善经营管理。

第二节　医院资产管理

在医院运行的过程中，不仅要做好医疗服务，同时还要加强自身资产的管理，结合时代发展的需求，创新资产管理工作模式，提升医院资产的利用率与应用价值，为医院发展创造更多的价值，促使我国医疗事业健康发展。

一、医院资产管理的重要性

医院资产具有规模大、种类多的特点。"资产管理工作的实施，不仅可以为医院各项工作实施提供保障，同时可以优化整合医院管理工作的效果，为医院更好地发展提供内在支持"[①]。医院资产管理工作的重要性主要体现在以下几方面：

第一，为医院内部其他工作的实施提供条件。医院中资产与医疗服务的关系非常密切，是医院所有活动实施的基础性资源。通过资产管理工作的实施，可以了解各个部门中资产的使用情况与应用价值，能够结合医院发展需求，对资产进行合理分配，促使医院各项工作顺利实施。

第二，完善医院资产管理体系。医院中的资产分布比较广泛，且复杂。强化资产管理工作，可以解决以往资产管理中存在的不足，将分散的资产整合在一起，结合医院各个部门岗位的需求，对现有的资源进行合理分配，使各个部门的工作在医院资产的支持下有序进行。如此一来，不仅可以避免出现资产流失的情况，还可以提升各个部门人员合理运用资源的意识，有利于医院资产管理体系的完善与创新。

第三，提升医院的市场竞争力。随着人们生活水平的提高，对医疗服务的需求也逐渐提高。医院不仅要为民众提供基础性的医疗服务，同时还要满足群众的需求，使群众在就医的过程中获得良好的体验。此外，医院只有不断地提升自身综合能力，才能更好地适应时代的发展，提升自身的竞争力，获得更多群众的认可。资产管理作为医院的一部分，通过科学合理的管理手段，可以提升医院资产的利用率，压缩医院成本，使医院在有限资源的支持下获得更多的利润，提高各个方面管理水平，为医院稳步发展奠定牢

---

① 何雪莲. 医院资产管理中的问题与对策研究 [J]. 经营管理者，2022（7）：72.

固的基础。

二、医院资产管理的开展对策

（一）建立资产管理理念

在医院管理中，资产管理理念的建立，不仅可以使医院管理者、基层职工认识到资产管理工作的重要性，同时可以创建良好的资产管理环境，为医院更好地发展提供支持。针对以往资产管理意识不强的问题，可以采取以下措施：

第一，对医院资产管理工作进行全面的梳理与整合。立足当前医院现有的资产管理制度，对资产管理工作中的不足进行分析，并制定相应的解决措施，避免对医院建设发展产生不良的影响。

第二，重视医院资产管理，明确医院资产管理对医院未来发展的影响，并加强对医院资产管理的监管，要求各个部门工作人员做好相关的工作，保证医院资源的利用与应用价值，为医院更好地建设与发展打下坚实的基础。

第三，加强对资产管理的工作宣传，构建良好的工作氛围，提升各个层级工作人员对资产管理工作的认识，为此项工作的实施提供基础保障。

（二）制定资产管理制度

为了在激烈的市场竞争中脱颖而出，医院需要提升自身的管理模式与效率，优化医院资产管理制度，提升资金使用效率。在医院资产管理工作中，应针对不同类型的资产，制定不同的管理措施，为管理人员工作的实施提供依据。

第一，加强资产管理制度的建设，明确资产管理流程，将资产管理与内部控制有机地融合在一起，为资产管理工作的顺利实施打下坚实的基础。管理制度的建设，可以使工作人员掌握与资产相关的数据，能够为资产合理配置提供依据，对医院发展具有推动作用。

第二，采用全过程管理的方式，对资产进行全方位的管理，做好采购环节的管理。利用招投标方式，选择适合的合作对象，以此实现对采购成本的控制，提升医院资产的利用效果。

第三，建立完善的资产集体决策机制。医院中资产涉及不同方面，需要各个部门的参与。集体决策机制的建立，可提升医院资产的利用率，同时避免资源浪费，进而在无形中提升资产管理工作有效性。

(三)加强医院资产的信息化管理

在医院资产管理工作中,信息技术的运用,可实现对医院资产的统一管理,为资产管理人员提供便利的同时,优化资产管理工作效果,为医疗事业发展打下坚实的基础。在现代科学技术快速发展的背景下,信息技术已经成为医院管理工作的重要手段,信息技术的运用,可提升医院管理人员获取信息的效率与准确性,可以了解医院整体与运行情况。

在实际工作中,将信息技术与资产管理结合在一起,构建资产管理信息化体系,可发挥大数据技术与计算机技术的优势,获取医院内部各个部门关于资产的信息,并根据医院对资源的需求,做好相关的分配,保证医院资产管理工作效果。建立信息化资产管理平台后,监督管理部门人员可以通过该平台实现对医院资产使用情况的动态监督,了解各个部门资产使用情况,是否按照相关的要求运用资产等,提升监督管理工作效果。

目前市面上有很多关于信息化资产管理平台,如物联网蓝牙技术模式的医疗设备管理系统,该平台打造物联网资产管理与决策分析平台,解决了射频识别(RFID)覆盖范围有限、构建成本过高的问题,实现了重要资产的定位、盘点、能耗、效率和使用轨迹追踪,让先进的物联网技术推动医院管理迈向精准化阶段,包括对呼吸机、监护仪等大型设备的资产盘点与定位监控。由蓝牙低功耗技术提供支持,将蓝牙信标贴在医疗设备等资产上,这些信标由墙上电源供电的网关设备跟踪。可遵从健康保险流通与责任法案(HIPAA)的移动应用程序和基于 Web 的界面访问跟踪地图、分析和关键绩效指标。医院可以引进市面上的信息化平台,结合医院的实际运行情况,进行资产动态监督与管理,保证医院资产的利用率与应用价值。

(四)明确资产管理的权责

在医院资产管理工作中,需要明确各个岗位人员的工作责任与内容,将此作为规范工作人员管理行为的基础,要求工作人员做好资产管理。在实际工作中,可以从以下两方面着手:

第一,建立明确的责任制度。针对不同类型的资产特点,制定相适应的资产管理责任制度。要求资产管理人员积极参与其中,根据责任制度与工作内容完成岗位工作内容,实现自身的价值与工作内容。以医院的资金管理为例,对于这一管理内容应明确财务管理部门工作人员的责任与岗位工作,使其意识到资源合理分配的重要性,并主动落实自身的责任,保证医院资金的应用效率。

第二,考核制度。针对部分工作人员积极性不强的问题,可以利用绩效考核制度的建设,将资产管理与绩效联系在一起,将此作为激发员工积极工作的动力,使工作人员对自身的责任与工作内容形成清晰的认识,并主动完成岗位工作,收获更多的经验与报酬。

(五)加强资产管理人员的培训

在医院资产管理工作中,需要对工作人员进行多方面的培训,提升资产管理人员的业务能力与资产管理能力,使其在岗位工作中获得更多积极的体验,并全身心地参与资产管理。针对部分管理人员业务能力不强的问题,采取以下措施:

第一,对资产管理人员进行岗前培训。将资产管理工作的内容、承担的责任、工作范围等体现在培训中,使新到岗的工作人员对资产管理形成系统的认识,为后续工作的实施与开展提供基础保障。

第二,对资产管理人员进行业务技能培训。在培训活动开始前,对当前资产管理中的问题进行分析,将此作为培训活动开展的前提,对工作人员进行个性化培训,提升其专业知识与业务技能,使其掌握更多与资产管理相关的知识,为高效率工作的开展提供支持。

第三,组织业务交流活动。要求资产管理人员就岗位工作中存在的问题,日常的工作经验等进行交流,借助交流活动,丰富工作人员的经验,使其意识到在自身岗位工作中存在的不足与问题,促使资产管理工作高效开展。

综上所述,医院资产管理工作的开展,可以解决医院以往资产利用率不足的问题,提升医院的市场竞争力,促使资产管理制度的建设与完善。但由于管理制度不完善、管理理念落后等因素,致使部分医院资产管理出现这样那样的问题,无法为医院发展提供内在动力。因此,医院在实际工作中,要提升对资产管理工作的重视,加强信息技术的运用,完善管理制度与体系,构建专业的人才队伍,为医院资产管理工作的实施提供保障,促进医疗事业可持续发展。

第三节 医院全面预算管理

医院全面预算管理是以实现医院战略规划和经营目标为目的的内部管理活动,是以预算为标准的管理控制系统,是医院利用预算方式细化和实现医院战略规划和经营目标的一个过程。其不是一种单纯、短期、临时的管理工具,而是具有战略性的、长期发挥作用的、需要全员参与的管理机制,它是现代医院内部管理和控制的主要手段之一,其目标是实现医院运营效益的最大化和运营风险的最小化,全面预算管理的过程就是医院经济目标分解、实施、控制和实现的过程。

一、医院全面预算管理的内容

全面预算是一项科学的系统工程，它包括确定预算目标、编制预算草案、审批预算，以及预算执行、控制、调整、核算、分析、报告、考评、奖惩等必不可少的环节。医院全面预算管理内容如下：

第一，预算目标的确定。预算目标是全面预算管理的起点，也是预算编制的基本依据。预算目标分为医院预算目标与科室预算目标，所编制的预算相应分为医院预算和责任预算。在整个预算体系中，预算目标始终居于最高的统驭地位，它与医院战略、经营目标、外部环境以及内部资源状况相衔接，是医院战略发展目标在预算期内的具体体现，不仅明确了医院预算期内的奋斗目标，规划着医院的各项资源的配置，而且为医院及各部门、科室确立了必须遵循的基准。医院在实施全面预算时首先要围绕经营目标确定预算目标，并利用预算目标指导和约束整个预算编制及执行过程。

第二，预算编制。预算编制是医院预算目标得到具体落实，以及将其分解为部门责任目标并下达给预算执行者的重要环节。预算编制的准确与否，不仅关系到预算目标能否落实，而且直接关系到全面预算管理的成败。在预算编制过程中，预算的编制不可能一次完成，中间必须经历反复测算、平衡、协商，才能将切合实际的预算草案编制出来。

第三，预算审批。预算的审批是全面预算的必要程序，医院年度预算的审批权属于主管及财政部门。医院预算管理委员会对医院总预算草案进行审议，审议通过并经院长办公会审批后报上级主管部门，上级主管部门审批通过后报财政部门，财政部门根据国家宏观经济政策和预算管理的有关要求对医院预算按照规定程序进行审核批复。医院根据上级主管部门和财政部门批复的预算组织执行。

第四，预算执行。预算执行是预算的具体实施，是预算目标能否实现的关键，它是全面预算的核心，是将预算变为现实的关键。上级主管部门批复预算后，医院要严格执行，由预算管理办公室组织实施，预算管理办公室要将预算指标层层分解，落实到具体的预算执行部门或个人。上级主管部门批复的医院预算具有权威性，是控制医院日常业务、经济活动的依据和衡量其合理性的标准，医院在预算执行过程中应定期将执行情况与预算进行对比，及时发现偏差、分析原因，采取必要措施，以保证预算整体目标的顺利完成。

第五，预算控制。预算控制是指在预算管理过程中的日常控制行为，它是医院全面预算管理顺利实施的有力保证。在预算管理过程中，由于各种主客观因素的影响，预算执行的实际状况难免与预算标准发生偏差。为了纠正偏差，保证预算管理各环节的正常运行，医院对预算管理各环节进行日常监督和控制是必不可少的。医院预算控制主要包括预算编制控制、预算审批程序控制、预算执行过程控制、预算调整控制、预算分析与考核评价控制。在每一个控制环节中，都要认真建立健全预算控制制度，落实控制和监督的责任制。

第六，预算调整。预算是一种事前的计划，经财政部门和主管部门批准的医院预算一般不予调整。但是，在预算执行的过程中，如果医院的内外环境发生重大变化，导致预算不再适宜时，就需要对原有预算进行调整。预算调整的前提是在预算执行过程中，出现了编制年初预算时未预见的特殊情况，如国家实施重大政策措施和国家财政收支情况发生变化，事业计划和收支标准调整，或者发生其他特殊情况，对经财政部门和主管部门批准的收支预算发生较大影响时，医院可按规定程序进行调整。除此之外，一般不予调整。

第七，预算分析。为保证预算指标的顺利完成，切实落实预算责任，必须对预算执行情况和结果进行全面分析。预算分析是全面预算管理的重要内容，就是要把预算执行情况、预算执行结果、成本控制目标实现情况和业务工作效率进行对比，对预算编制、审批、执行、调整等各个管理环节工作的检验，是总结管理经验和落实奖惩措施的基本依据。预算分析最重要的是对预算执行情况的差异分析，就是将预算执行情况与预算指标进行对比分析，确定差异，分析造成差异的原因，落实造成差异的责任，制定改进、补救措施的活动。预算分析的方法主要以定量分析为主，定性分析为辅，应定期检查分析财务预算执行情况，分析的结果要形成书面分析资料。

第八，预算考核与奖惩。为了实现全面预算管理的有效性，确保预算目标的全面完成，必须建立健全科学的预算考核与奖惩机制，依据各责任部门的预算执行结果，实施绩效考评、奖惩兑现。预算考核是发挥预算约束与激励作用的必要措施，通过预算目标的细化分解与激励措施的付诸实施，达到提升医院经济管理的目的。医院应将预算执行情况和绩效考核挂钩，提高预算执行的严肃性。通过预算绩效考核，全面总结评价各部门预算的编制是否准确，执行是否合理、准确、科学，调整是否合规等内容，以提高资金使用效益。建立完善预算收入支出绩效考评制度，考评结果作为以后年度预算编制和安排预算的重要参考以及实施奖惩的重要依据。

二、医院全面预算管理的特性

全面预算管理作为一种现代医院管理方法，与其他管理方法相比具有以下鲜明特性。

第一，权威性。全面预算管理的权威性来自三个方面：一是全面预算需经过严格的法定程序编制，并报经上级主管部门和财政部门批准；二是经过批准的预算上至医院的管理层，下至每一名职工都必须严格按照预算执行，是医院日常工作的行动纲领；三是医院全面预算的编制、执行、控制、考评及奖惩必须按照预算管理的要求执行，如果全面预算管理没有权威性，预算管理根本无法顺利进行，预算的管理就会困难重重，所谓的全面预算管理也就成了累赘和摆设。

第二，规范性。全面预算管理的规范性体现在三个方面：一是必须按照国家规定的方法来编制，《医院财务制度》第九条规定：国家对医院实行"核定收支、定项补助、超支不补、结余按规定使用"的预算管理办法。地方可结合本地实际，对有条件的医院开展"核定收支、以收抵支、超收上缴、差额补助、奖惩分明"等多种管理办法的试点。"定项补助的具体项目和标准，由财政部门会同主管部门（或举办单位），根据政府卫生投入政策的有关规定确定。"[①] 二是医院财务制度明确规定医院不得编制赤字预算。三是医院应加强预算管理，规范预算编制，医院应维护预算的严肃性，医院预算的执行、调整、考核、奖惩也必须按照规范的要求执行。

第三，全面性。首先，全面预算管理贯穿医院业务活动的全过程，是以医院的发展战略、中长期规划及年度经营计划为基础的预算管理，全面预算管理涵盖了医院的运营活动、投资活动和筹资活动。其次，预算管理过程要全面。医院应建立健全预算管理制度，对预算编制、审批、执行、调整、决算、分析和考核实施的全过程进行有效监管，发挥预算管理在医院经济运行中的主导作用。最后，预算管理主体要全面。医院全面预算管理需要医院自身、主管部门以及财政部门共同参与，各负其责，形成管理合力。同时，全面预算管理把各组织层次、部门、个人和环节的目标有机地结合起来，明确它们之间的数量关系，有助于各个部门和经营环节通过正式渠道加强内部沟通并互相协调，从整个医院的角度紧密配合，取得最大效益。

第四，适应性。医院全面预算管理适应性包括外部适应性和内部适应性两个方面。首先，全面预算管理必须符合国家医疗卫生政策的要求，按照国家有关规定，根据事业发展计划和目标编制，促使公立医院切实履行公共服务职能，为群众提供安全、有效、方便、价廉的医疗卫生服务，充分体现医院的公益性。同时，医院的预算管理是市场经济的产物，是医院适应外部市场需要而引进的管理、控制医院经营活动的管理制度。因此，医院全面预算管理的实施还必须适应医疗市场的需要，预算的编制必须以市场为导向，预算的执行与控制必须贴近市场，要根据医疗市场的变化及时调整医院的预算。其次，全面预算管理是医院内部的管理控制系统，它的设置与运行都必须符合医院管理的内在要求，与医院的规模、组织结构、人员素质、医疗技术、医院文化等内在因素相适应。

第五，控制性。全面预算管理是医院管理控制系统的重要组成部分。因此，建立健

---

① 徐元元，田立启，侯常敏，等．医院全面预算管理［M］．北京：企业管理出版社，2014：5.

全医院预算控制制度，保证预算编制程序规范、审批程序合法、预算执行合规、预算调整有据可依、预算考核与评价奖惩分明，并将全部经济活动纳入预算控制体系，对于加强财务管理，提高社会效益和经济效益，保障投资决策管理的科学性与支出管理的高效性，促进医疗卫生事业的快速发展，具有重大意义。

三、医院全面预算管理的作用

全面预算管理源于企业，是国际上企业通用的管理方法，它对明确企业经营目标、协调各部门之间的关系、控制日常经营活动、评价实际工作业绩、提高组织的核心竞争力都具有重大意义；同时，作为一项涉及战略管理、组织行为、财务控制等的综合管理机制，全面预算管理在组织战略推进、资源配置、管理控制、业绩改进等各个方面都发挥着积极的作用。

在企业的实践中，对于预算的功能也有相当多的认识，如预算能够将战术行动与战略规划相联系，将运营计划与目标相联系；能够帮助确认和修订企业的目标以使业务人员能够接受，促使业务经理明确企业整体的目标及对其期望，并能够对财务目标实施监控；能够根据计划和预算分配有限的资源，建立业务运行的各种基线；从业务经理方面获得财务方面的承诺，建立考核和激励机制的基础，并能够确定对上一级经理人或董事会或者股东方面的承诺。医院全面预算管理借鉴了企业全面预算管理的经验，其主要作用有以下六个方面。

（一）明确医院目标与发展方向

医院管理者的主要责任就是在保持组织正常运作的同时，为组织把握正确的战略方向，有力推进战略性发展的进程，使组织获得生存和持续的发展。年度预算就是对中长期战略目标和计划的分解、细化和量化的过程。

预算以量化的方式规定了医院在一定时期的预算目标和工作方向，并将预算目标按照医院内部各职能部门的职责范围层层分解落实，使预算目标成为各职能部门的具体责任目标。这就保证了医院预算目标与各部门的具体责任目标的一致性，使各部门了解和明确自己在完成医院预算总目标中的职责和努力方向，并驱动各个部门编制切实可行、具体的工作计划，并积极地实施这些计划，从而使医院目标通过具体措施得到最终实现。

（二）促进医院运营决策的科学化

全面预算的整个计划过程和各项预算指标直接体现了医院运营活动对各种资源的需求情况，同时也反映出各项资源的使用效率，是医院资源配置的起点。遵循医院运营活动的规律，采用科学的方法编制全面预算，是现代医院强化内部管理、增强市场竞争能力的客观要求。医院在编制全面预算前，必须做好医疗市场调查分析，进行科学的预测，减少盲目性，降低决策风险，结合自身的资源状况，权衡利弊，科学地编制全面预算，使医院有限的资源得以最佳分配使用，避免资源浪费和低效使用，从而达到增收节支、规避和化解运营风险的目的。

（三）明确各责任中心的权、责、利

全面预算管理通过预算编制把医院预算目标具体化和量化，全部分解落实到各部门、各科室、各环节中，建立责任中心和责任追究机制，使各个岗位、各个职工的权、责、利得到有机结合，促使全体职工发挥主观能动性，调动全员参与管理的积极性，有利于提高工作效率和管理水平。

（四）促进各部门的沟通与协调

全面预算管理是一个系统工程，任何一个因素、一个环节的变动都会引起整个系统的变动。例如，运营预算是根据医院的工作量、诊次费用水平等制定；资本预算是根据医院规划、设备购置等预算制定；财务预算是根据运营预算、资本预算制定，等等。由此可见，医院预算管理的每个因素、每个环节都是互相影响、互相制约的，这就要求医院在预算的制定及实施过程中，必须做到相互沟通与协调，减少相互间的矛盾与冲突，才能提高工作效率，完成医院整体的总目标。

（五）有效监控各部门的经济活动

由于全面预算管理可以把"触角"延伸到医院各个部门的经济活动中，便于医院对经济活动事前预测、事中控制、事后反馈，实现全面监控，及时发现运营过程中各部门内部执行预算是否到位，各部门之间执行预算是否协调、均衡等问题，督促有关部门和责任人员全面正确地履行职责，纠正不当行为，弥补损失。

一般而言，预算一旦编制完成，应具有较强的刚性，各部门必须按照预算分解下达的目标严格贯彻执行，每个责任人各司其职、各负其责。这样就使医院的高层管理者不必事无巨细地直接参与具体事务管理，而把工作重点放在考虑医院的发展战略，更好地把握全局。同时，还有利于发现基层先进的管理经验，予以总结推广，提高管理水平和运营效率。

（六）正确评价各级、各部门的工作业绩

预算指标是医院数量化、具体化的运营目标，是医院各部门的工作目标。医院全面预算执行的过程和结果是衡量各科室、各部门工作完成情况的重要依据之一。因此，预算指标不仅是控制医院运营活动的依据，而且是考核、评价医院及各部门、职工工作绩

效的最佳标准。医院通过对各部门及其职工预算目标完成情况的考核,以预算为标准,通过对比分析,划清和落实经济责任,评价各部门的工作,对其工作绩效好坏进行客观公正的分析评价,并按照奖惩制度和人事管理制度进行必要的奖惩,可激励职工创造业绩,提高工作质量,促使医院全体成员为完成医院总体运营目标而努力。

四、医院全面预算管理的组织体系

医院全面预算管理是在医院战略目标的指引下进行的预算编制、执行与控制、考评与激励等一系列活动。医院全面预算是一项综合性的工程,它既是一项非常严肃的管理制度,又是一种技术性很强的管理方法,同时也是医院的一种运营机制和责任权利安排。因此,推行全面预算管理必然涉及医院的方方面面,需要医院为全面预算管理的实施构建良好的运作平台,夯实各项基础性工作。建立健全预算管理的组织体系是保证医院推行全面预算管理的重要内容。

(一)医院全面预算管理组织体系的功能体现

在医院全面预算的管理要求下,建立预算组织结构体系显得尤为重要,一个良好、高效的组织体系是实现医院全面预算管理目标、提高管理效率的基本保障,在全面预算管理中占有重要的地位,其功能主要体现在以下四个方面。

第一,整合功能。合理的组织结构具有很强的整合功能,它能对组织中物质及人员资源进行有效配置和安排。通过结构的整合,使组织中的各种要素形成一个相互依存、相互作用、相互补充、相互协调的有机整体,充分发挥组织中的个体智慧,强化组织的各项管理功能,从而达到整体功能大于局部功能的效果,顺利实现医院的目标。

第二,沟通功能。组织结构是构成各管理部门沟通的主要渠道,合理的组织结构能够发挥组织沟通的功能,使管理信息渠道畅通,顺利进行上行沟通、下行沟通、平行沟通,有助于消除各种分歧、矛盾、冲突,使组织内人员、部门之间达成思想和行动的一致,从而进行密切合作,顺利实现医院目标。

第三,激励功能。合理的组织结构中,每个人员有明确的任务分工,有清晰的责任和权利,这样使组织人员既有归属感,又有明确的努力方向,能够人尽其才,有助于组织和人员安心工作,有助于工作人员之间合理地协调分工,激励人员努力工作,团结奋进。

第四,规划功能。组织的总体性质和功能是由结构的状态所决定的,结构可以把组织的性质和格局稳定下来,使组织形成静态的性质和规模。因此,组织结构具有规划的功能,它不仅能够通过结构的设计规划组织的目标和规模,而且能够通过结构的调整,规划组织的发展方向。组织最重要的意义在于规划确定组织的总体格局,明确组织的职能、职责及各组成要素之间的相互关系。通过组织结构的设置和调整，可以明确组织的功能和目标，变革组织的战略方针，在组织内部建立完善的权责机制。

（二）医院全面预算管理组织体系的设计原则

预算管理通过对医院的决策目标以量化方式进行资源配置，使医院的整个经营活动得到协调运转。全面预算组织是预算运行的基础保障，预算目标的实现必须建立在完善的预算组织基础上。全面预算管理组织的设置应结合医院的规模、组织结构、内外环境等因素，在设计组织体系时应遵循如下基本原则。

第一，科学、规范性原则。科学、规范是指设置的全面预算管理组织体系要符合医院全面预算管理的内在规律，要有助于规范和加强各科室、职能部门预算行为，科学合理筹集、分配和使用医院预算资金，进一步促进医院事业的发展。

第二，效率原则。医院全面预算管理组织体系的设计要做到有利、执行坚决、反馈及时、富有效率，这是现代医院管理对组织的基本要求。设置预算管理组织体系的目的在于充分有效地实施预算管理职能，确保全面预算管理活动的顺利运行。因此，只有高效、有力的组织机构才能保证此目的的实现。

第三，经济性原则。医院的预算管理组织设计必须做到经济实用，预算管理组织机构设计如果过于庞大，不仅会增加预算管理的成本，还会降低管理效率。因此，在设计及实施医院全面预算管理过程中，应充分考虑到成本和效益，同时要简繁适度、经济适用地设置全面预算管理组织体系，对于医院而言是非常重要的。

第四，系统性原则。全面预算管理是以预算为标准，对医院的医疗活动、投资活动、筹资活动进行规划与控制、分析与考评的一系列管理活动。它涉及医院人、财、物各个方面，又涉及医院医疗、科研、教学各个环节，是一个全员参与、全过程控制的系统工程。因此，医院应本着全面、系统的原则构建全面预算管理组织体系，从整体出发，正确处理好整体与局部之间的关系，全面考虑问题，注意预算组织体系的各个环节、问题的各个方面，注意事物的相互联系，协调好总体与子系统之间、系统与系统之间，以及系统与外部环境之间的关系，要坚持以系统思维、系统分析和系统工程的方法来实施医院全面预算管理。

第五，权责明确原则。全面预算是医院重要的管理控制活动，全面预算的各个组织机构必须要有明确、清晰的管理权限和责任。只有做到权责明确、权责相当，才能使全面预算管理活动有效实施。

五、医院全面预算管理的机构

（一）医院全面预算管理的决策机构

全面预算管理机构是医院全面预算管理的最高权力机构，在全面预算管理组织体系中居于核心地位。构建完善的全面预算管理决策机构对于医院的预算管理具有重要作用。

1. 主管及财政部门

《医院财务制度》规定，医院编制的预算应经医院决策机构审议通过后上报主管部门和财政部门审核批准，批准后医院要严格按照批复的预算执行。因此，按照《医院财务制度》的规定，主管及财政部门是医院全面预算审核及批复的权力机构。主管部门（或举办单位）的职能是根据行业发展规划，对医院预算的合法性、真实性、完整性、科学性、稳妥性等进行认真审核，汇总并综合平衡。财政部门的职能是根据宏观经济政策和预算管理的有关要求，对主管部门（或举办单位）申报的医院预算按照规定程序进行审核批复。主管部门（或举办单位）应会同财政部门制定绩效考核办法，对医院预算执行、成本控制以及业务工作等情况进行综合考核评价，并将结果作为对医院管理层进行综合考核、实行奖惩的重要依据。公立医院预算的编制与执行，必须按照主管及财政部门规定的预算编制要求科学合理地编制预算，要严格预算约束，强化监督检查，严格预算执行，努力促进预算编制和执行质量的不断提高。

2. 预算管理委员会

预算管理委员会是医院专司全面预算管理事务的决策机构，它对提高医院全面预算管理的科学性和权威性，保证全面预算管理的规范性和有效性具有十分重要的作用。医院全面预算管理涵盖医院的医疗、教学、科研等活动的全过程，需要各个部门及科室共同参与。医院本身是一个整体，在这个整体中，各职能部门及科室是相对独立的，它们各自承担着不同的工作任务，有可能在实际执行过程中出现不协调及冲突，从而影响预算的执行。因此，必须设置一个专门的预算管理部门负责协调整个预算管理工作过程，以便发挥预算团体协调控制与考评的作用，充分调动各个部门的积极性。

预算管理委员会在医院全面预算管理组织体系中居于主导地位，预算管理委员会的主要负责人应由院长担任主任委员，否则会失去预算管理委员会的威信。委员会的成员一般由总会计师、分管院长和医院内各相关职能管理部门的负责人，如院长办公室负责人、财务处负责人、采购中心负责人、审计处负责人、设备管理中心负责人、总务处负责人等人员组成。其中，副主任委员一般由总会计师担任。

预算管理委员会的主要工作是负责预算的制定和审批，监督各部门对预算执行的实施情况，解决预算执行过程中出现的矛盾，随时发现医院活动与预算的偏差并及时作出调整。

预算管理委员会的设立具有重要意义，其在全面预算管理组织体系中居于主导地位，从根本上说，预算管理委员会是预算方案的综合审定机构，是医院内部全面预算管理的最高权力机构，其审定后的预算将成为各责任中心的最终执行指标。预算管理委员会的主要工作方式是定期或不定期召开预算工作会议，其制定、审议的有关全面预算管理的重大事项，如年度经营目标、年度预算计划、年度决算方案、预算奖惩方案等，必须经职代会及院长办公会批准执行。医院的预算经审定后报经主管部门及财政部门批准后方可实施。

在预算管理委员会下可设置预算管理办公室，作为专门的办事机构。也可设置相应的预算分委员会，如价格委员会、业绩考评委员会和内部审计委员会等。

（二）医院全面预算管理的工作机构

医院全面预算管理工作机构是在预算管理委员会领导下主管预算编制、监控、协调、分析、反馈、考评等全面预算管理工作的机构，一般由预算管理常务机构、预算归口管理机构、预算监督控制机构及预算考评管理机构组成，各部门在全面预算管理工作中相互配合，相互监督。

1. 预算管理常务机构

预算管理办公室既可以单独设立，也可以采用与财务部门"一班人马、两块牌子"的办法设立，还可以在财务部门下设立一个专门的预算管理机构。对于规模较大的医院，应尽量采取独立设置预算管理常务机构的形式。值得注意的是，若采取由财务部门管理或合署办公的形式，一定要注意财务部门是医院独立的职能部门，其作用仅限于医院的财务管理方面，而全面预算常务机构是预算委员会的组成部分，其作用涵盖医院的经营活动、投资活动和筹资活动。预算常务机构的人员除了财务人员外，还应有医务、人事、科研、技术等专业人员参加。

预算管理办公室负责处理与预算相关的日常事务，包括预算事前、事中、事后相关日常事务，以确保预算机制的有效运作，是连接预算管理委员会与各个预算责任中心的桥梁。

2. 预算归口管理机构

预算归口管理即在组织开展全面预算管理工作时，将不同的预算项目根据关联程度和控制需要，赋予这个组织中有关主体（相应职能部门）一定的管理权力。医院可以根据自身的组织结构、业务特点和管理需要，责成内部财务、设备、基建、人事等各预算归口管理部门负责相关预算的编制、执行监控、分析等工作，并配合预算管理委员会做好医院总预算的综合平衡、执行监控、分析、考核等工作。在预算计划和控制流程中，部门管理者发挥的职能非常重要，因为他们是连接行政管理部门的计划和部门职工的执行之间的桥梁。如果他们不能理解或接受预算的目标和任务，就不会把目标和任务正确地传达给部门职工，目标结果就无法实现。因此，部门管理者的积极合作和投入对预算项目的执行至关重要。通常医院设置的归口部门主要有财务部门、人事部门、采购部门、基建部门、总务部门、院长办公室等。

（1）财务部门：负责医院收入预算、支出预算及收支结余预算的编制。汇总各基层预算科室的收入支出预算，编制医院总收入预算及总支出预算。

（2）人事部门：根据医院发展目标及人员配置结构，汇总并综合确定各部门人员增减数据向财务处上报人员预算，包括当年各部门的拟招聘人员计划、部门间人员调动计划以及各部门离退休人员计划等，便于财务处编制下一年度人员支出预算，并与各科室协商确定各科室业务计划变化。

（3）采购部门：负责医院各科室固定资产预算的申报汇总，如各项医疗设备的采购预算、医疗设备的维修及升级预算等，需要综合考虑各科室设备使用率、现有设备使用年限、设备总量、科室业务增长趋势等因素。

（4）基建部门：组织医院各科室进行工程类预算项目申报，如改建项目、新建项目、扩建项目等，并将工程预算及经济合同报送相关领导审批。

（5）总务部门：负责医院预算期内各项后勤业务预算的申报汇总，结合各科室使用面积、人员数量、物价水平等变化趋势，汇总填报医院水费、电费、日常办公设备维修、公务用车等预算。

（6）院长办公室：负责医院预算期内各项管理费用的申报汇总，结合医院人员数量、活动情况等变化趋势，汇总填报医院出国经费、业务招待费、差旅费、大型活动经费、重大行政办公费等预算。

3. 预算监督控制机构

预算管理监控机构是对全面预算管理执行过程和结果进行监督、控制的部门。为保证全面预算管理的健康、正常运行，医院必须对各责任部门的预算执行及审议情况进行监控。控制方式一般分为事前控制、事中控制、事后控制。

一般而言，医院全面预算管理的监控体系是医院的预算管理办公室、审计部门或财务部门，医院全面预算管理监督部门的主要职责如下：

（1）预算管理办公室。①组织、协调预算管理的监控工作；②对责任部门的人事、工作效率进行监控;③对医疗、科研、教学的质量及安全进行监控;④汇总监督结果,对出现的差异及时处理或召开协调会。

(2)审计部门。①在医院全面预算管理中,审计部门负责对医院全过程活动进行监督控制;②评价预算管理机能的效率、效果,促进提高预算管理素质和水平,促进医院资源的合理分配,帮助改善预算管理,以提高预算管理的效率和效益;③审计部门监督控制贯穿于预算执行的事前、事中、事后全过程,主要包括预算制度审计、预算编制审计、预算执行审计、预算调整审计、预算考核审计等。

(3)财务部门。作为资金管控的直接职能部门,财务部门在医院全面预算管理过程中承担多种职能,监督控制职能为其重要职能之一。监控内容主要有资金监控、会计核算监控等。

4. 预算考评管理机构

预算考评是对医院全面预算管理实施过程和实施效果的考核和评价,是医院全面预算管理的一项重要职能,是对各预算责任中心的预算执行情况和执行结果的评价,并将考核结果与奖惩结合起来,确保全面预算管理的各项工作落到实处,使预算工作不断完善。考评方式一般分为事前考评、事中考评、事后考评。预算考评管理工作一般由财务部门和人事部门承担,其他预算工作职能部门配合完成。

(三)医院全面预算管理的执行机构

财务预算必须具有可执行性,预算目标需要逐级分解到各责任主体,医院预算管理执行机构是各级预算责任的执行主体。各预算责任中心是以医院的组织结构为基础,本着高效、经济、权责分明的原则建立的,它们既可以是以医院总体为单位,也可以是部门及科室,如各临床服务类科室、医疗技术类科室、医疗辅助类科室、行政后勤类科室等,也可以是班组等,预算责任主体是医院预算目标实现的直接责任中心。

1. 医院预算责任中心

医院预算责任中心拥有与医院总体管理目标相一致、与其管理职能相适应的管理决策权,并应承担与其决策权相适应的经济责任。各预算责任中心的局部利益必须与医院的整体利益相一致,不能为了其局部利益而影响医院的整体利益。

医院的责任中心建立除了应贯彻责、权、利相结合的原则和目标一致性原则,还必须做到与医院的组织结构设置相匹配。一般而言,责任中心的划分还应遵循以下原则。

(1)医院在运营过程中,各部门、科室、班组应具有相对独立的地位,能独立承担一定的经济责任。

（2）凡划分为责任中心的部门、科室、班组应有一定的管理和控制权利和责任范围。

（3）凡被划分为责任中心的部门、科室、班组均能制定明确的控制目标，并具有达到控制目标的能力。

（4）在医院运营活动过程中，各责任中心都必须能独立执行和完成目标规定的任务。

责任中心的划分，既不在于级次，也不在于大小，凡在经济管理上的责任是可以辨认的都可以作为单独的考核单位，从门诊部、药械科、制剂室、药房到临床科室、医技科室、洗衣室、技工室、锅炉房、电工班组，甚至再到医院或某科室的某项设备，都可以划分为责任中心。

2. 医院责任中心构建

构建医院预算执行组织的主要工作就是由各种责任中心组成的医院预算责任网络，医院预算责任中心的结构是与其组织结构相对应的，组织结构的类型决定了预算责任网络的布局。根据医院组织结构及权责范围，医院的责任中心可划分为院级责任中心、科室责任中心、单元责任中心三个层次。

（1）院级责任中心。院级责任中心是医院预算责任体系的最高层次，它控制医院整体的运营过程，它不仅能控制医院的成本和收入，而且能够控制投资。一般而言，医院战略层组织机构拥有经营决策权，决定医院的发展方向和重大经营决策，它实际上是全面预算的执行人。一般而言，一个独立的具有法人地位的医院就是院级责任中心。院级责任中心的具体责任人应该是以院长为代表的医院最高层，其预算的责任目标就是医院的总体预算。

院级责任中心的主要职责是负责制定医院总体预算，并负责全面地执行。对于公立医院而言，院级责任中心在预算编制过程中，要严格按照国家有关政策的规定和要求编制预算，要体现公立医院的公益性，资源的配置与使用也应体现公共服务产品的特征，要实现社会效益与经济效益的统一，要兼顾效率与公平的原则。院级责任中心对内应该承担预算的综合管理工作，对外则要接受上级主管部门及财政部门的监督和绩效考评。

（2）科室责任中心。科室责任中心处于预算执行网络的中间层次，也是执行医院预算的主体，科室责任中心不仅要执行院级责任中心制定的预算，同时，还要组织本部门所承担的预算工作的编制、分解、执行、控制等预算工作。

（3）单元责任中心。单元责任中心是医院预算责任体系的基础层次，医院的总体预算需要分解到科室，科室分解到相关单元，医院的预算只有通过层层分解，才能建立责任体系，才能体现预算的全员参与的原则，才能有效实施。按照权责对应原则，单元责任中心可以按照预算管理的实际需要来设计。对于医疗服务类科室可以分为护理单元、医疗单元，也可以按照亚专科、专病化来设置单元责任中心。对于医疗技术类科室可按服务项目、医疗设备、班组分别设置单元责任中心。对于医疗辅助类科室可按班组、个人、服务项目来设置单元责任中心。对于行政后勤类科室可按照承担的任务、职能、所提供的服务等来设置单元责任中心。

在医院的预算执行过程中，对于科室及单元责任中心还应设置预算员，完善的组织体系设置是为全面预算管理的合理、顺利实施提供的组织保证，其功能及优越性必须通过优秀的预算员在组织中正确、及时地完成工作予以实现。在预算管理办公室和各归口预算管理部门均应当设置专门的预算员指导基层预算科室预算申报、执行、调整，对全面预算管理全程进行跟踪、控制。各基层预算组织也应当设置专门的预算员，负责本部门预算工作。预算员是全面预算管理组织体系中最基础也是必不可少的执行单元，预算中的很多缺陷都可能源于糟糕的人际关系或管理层的恶劣态度，因此在有效的预算管理中，人是最主要的因素，因为预算编制流程可以实现自动化，但预算编制流程中人员行动的自动化是无法实现的。

医院全面预算管理过程中的预算人员管理涉及某些基本原则的应用，包括：必须使职工之间保持高度责任感，必须激励职工恰当地参与预算过程以完成预定的目标和任务等，在执行过程中应予以重视并落实。

在推行全面预算管理的过程中，履行各自职能的组织机构也需要配合其他职能部门行使职责，有些职能的实现也是单个部门难以完成的，各个组织机构在预算管理过程中相互牵制、相互监督、相互配合，共同协调完成，这也对各部门之间的沟通协调提出了更高的要求。

第四节 医院成本管理

一、医院全成本管理的认知

医院的成本管理不是简单的成本核算，而是通过不同角度，对医院各科室、各环节的业务特征和经营成本进行全方位分析，从而进行成本调节和控制，并加强全过程监管。

"传统的成本核算往往局限于薪资核算，不能实现控制成本、降低成本、提高效益的目标"[①]。医院通过全成本管理,扩大了财务管理工作的范围,也从传统的事后控制,逐渐转变为事前、事中、事后的全过程控制。全成本管理包括成本核算、成本分析、成本控制、成本考核等环节。医院的全成本管理工作,贯穿了医疗服务活动的全过程,涉及医院的所有部门和人员。

第一,医院开展全成本管理,不仅是为了计算薪资和奖金,而是通过这一管理模式,为医院提供详细的运行信息,准确地获取各项医疗服务和各科室运营的全部成本信息,加强成本分析和成本控制,降低各项成本支出,优化医疗服务流程,切实提升服务质量。

第二,医院开展全成本管理,可以对医疗器材支出、差旅费等进行严格管控,加强固定资产管理,对医疗服务成本进行全方位控制。同时,医院还能够开展项目成本和单病种成本的核算工作,增强综合竞争力,为医院决策提供支持。

第三,医院根据实际情况,不断完善成本预算管理模式,明确划分收支范围,合理地制定收入费用项目,提升医院的社会效益和经济效益。

二、医院成本管理的对策

(一)加强全成本管理意识

人员是开展一切工作的重要前提,对工作效率和进度起到了决定性作用。因此,医院管理人员要充分发挥带头作用,对全成本管理工作引起高度重视,树立正确的成本管理意识。医院要将全面成本管理作为重要的议事日程,督促全体员工树立正确的成本效益观念,转变原有的思维观念,加强全成本管理。

医院需要立足于实际运营情况,做好各项基础工作,增加对财务信息化建设的资金投入;加强信息化建设的顶层设计和总体布局,逐步实现医院财务管理网络化,促进全面成本管理工作深入开展,从而实现开源节流、勤俭办事。

(二)完善全成本管理体系

医院需要建立科学合理的全成本管理体系,不断规范成本管理工作。为促进全成本管理工作顺利落实,医院管理人员需要结合实际情况,建立完善的全成本管理体系,明确医院的物资采购标准,确保成本管理责任落实到医院各科室,在保证资金合理使用的同时,提高医院的运营效率。

与此同时,医院管理人员应该时刻关注医疗政策的变化,并结合实际工作需求,及时对相关制度进行完善,提高全成本管理制度的可操作性,从而促进医院可持续发展。

---

① 王娇群. 医院全成本管理探究 [J]. 行政事业资产与财务,2022(14):37.

（三）掌握成本变化趋势

医院要想进一步做好全成本管理工作，需要加强成本预测，及时准确地掌握成本变化情况，了解各种影响因素，避免盲目投资。医院要明确成本核算对象，确定成本核算单元，可以从门诊次数、床日成本、医疗服务项目、疾病（DRGs）成本等方面进行成本预测。

第一，医院管理人员应采取科学合理的管理措施，对各科室的成本情况进行分析和管控，从而有效地控制医疗费用的增长趋势。

第二，医院在进行医疗设备采购、医疗项目引进时，需要进行深入分析，了解成本结构和使用效益。通过加强成本预测、成本控制和成本评价，真正发挥全成本管理的优势，促进医院加强成本精细化管理。

（四）管控各科室的成本支出

由于医院的医疗服务项目较多，各项目的成本支出情况也各不相同。因此，医院应该明确费用支出标准，不断完善审批制度，严格落实"三重一大"事项的相关要求，减少不必要的费用开支。

第一，加强医疗物品的领用管理，通过定额管理的方式，对医院的各项医疗物品、卫生材料进行管控，严格控制成本费用增长。

第二，结合预算管理制度，对各科室的业务费用、办公费用加强预算管理和约束，通过落实"包干制"，严格控制各科室的各项费用支出。

第三，加强各科室的成本核算。医院需要对各项业务活动产生的各种费用，以科室为核算对象，进行归集与分配，最终计算出各科室的实际成本。同时，健全组织机构，按照相关制度要求，进行成本资料报送，将成本支出分配到相关科室，最终形成各科室的成本支出，以便成本管理人员开展工作。

第四，深化人事制度改革。医院需要建立双向选择的用人机制，制定合理的人员定额标准，并根据实际情况进行调整，从而挖掘工作人员的潜能，避免人力资源配置不当，以及人浮于事的现象。

第五，实施定编定岗，严格控制超出计划范围的用工数量，把人员成本控制在合理范围内；鼓励后勤部门和职工增收节支，减少后勤保障费用；加强对社会化服务项目的监督管理，并在此基础上建立竞争机制，选择服务质量好、费用优惠的单位，从而有效地降低成本。

（五）强化医疗服务项目成本管理

第一，医院在进行预算编制的过程中，需要加强精细化管理；在实际工作中，根据预算执行情况，对超预算支出的项目进行深入分析，找出存在的问题和不足，并采取具有针对性的应对措施。医院需要对每年的预算管理情况进行分析，分析预算偏差和原因，查找薄弱环节，采取优化措施不断改进，从而提高医院的运营管理水平。

第二，医院可以采用作业成本法，对成本项目进行核算；按资源动因，将资源费用分配到各项作业，计算出作业成本；再将作业成本按作业动因，分配到医疗服务项目中；对于不单独计费的卫生材料费用、人员经费、固定资产折旧等成本内容，采用合理的方法，将各项成本分配到各科室或各医疗服务项目，从而清楚地掌握医疗项目的作业流程及成本构成情况。

第三，医疗服务项目需要加强成本管理，医疗资源的合理运用是医院全成本管理的重要目标。医院需要对成本信息进行整理，编制成本分配与归集表，对成本信息进行纵向对比和横向对比。医疗项目成本管理的准确性和及时性，为进一步做好病种成本核算和 DRGs 成本核算，提供了重要的数据支撑。

（六）开展医院的病种成本核算

目前，许多医院开展了病种成本核算。但是，由于受到病种成本核算机制不完善、信息化支持力度不足、成本核算人员综合素质不高等因素影响，病种成本核算工作存在较大难度。因此，医院需要加强对成本核算人员的培养，积极开展成本核算业务技能培训，让成本核算人员深入业务科室，了解医疗工作和成本环节，把财务工作与业务工作进行有机结合，选择科学合理的病种成本核算方式。

医院应该按照临床路径，确定标准的诊治流程，对医疗服务项目进行成本归集，然后汇总医疗药品、单独计费的卫生材料等成本，从而计算出病种成本。同时，设立成本管控中心，广泛收集与成本核算相关的信息资料，在此基础上进行成本分摊；借助现代化信息技术的优势，采集大量的成本数据，保证数据的准确性；在科室成本、项目成本核算的基础上，加强病种成本核算。

当前，大部分医院已经实行按病种付费和 DRGs 付费，成本核算人员需要定期进行病种成本分析，分析实际成本费用与标准费用的偏差原因，为临床及医技科室降低成本提供翔实的信息，从而优化医疗业务流程，实现全成本管理目标。

（七）积极应用信息技术构建成本管理系统

医院需要积极应用信息技术，创建全成本管理平台，与医院的 HIS 系统、病案管理系统、物资领用系统、临床路径管理系统、财务管理系统等有机结合，打破业务部门与财务部门之间的壁垒，实现医院资金管理、业务管理、信息管理、资产管理的有效融合，打造全方位、全覆盖、全过程的"智能化、数据化、信息化、共享化"全成本管理模式。

通过成本管理系统，医院管理人员、科室负责人、财务人员和审计人员等，可以在线查询所有成本信息，加强监督管理，避免账实不符、资金浪费、资源流失、费用超标等问题。各部门和全体员工可以通过成本管理系统，加强业务协调和配合，提升成本信息的准确性，降低财务风险，提升医院的社会效益和经济效益。

综上所述，医院加强全成本管理，通过全面、真实、准确的成本核算，反映各科室和各医疗服务项目的成本信息，在保证医疗质量的前提下，有效地控制医疗成本，提高医院运营效率。因此，医院需要转变思维观念，规范成本管理和使用流程，完善全成本管理体系，与预算管理、资产管理、信息管理等结合，实现精细化管理，从而促进医院可持续发展。

第五章 医院内部控制与评价

第一节 医院内部控制基础

关于医院内部控制的定义,表述不尽相同,具体如下。

第一,医院内部控制是指医院为实现控制目标,通过制定、执行制度和评价指标,对自身的运营风险进行的防范和管控。

第二,医院内部控制是指医院的各级管理层,利用医院内部分工而产生的相互制约、相互联系的关系,形成的一系列具有控制职能的方法、措施和程序,并予以规范化、系统化,使之成为一个严密的、较为完整的体系。

第三,公立医院内部控制是为了保证医院的经营管理符合各项法律法规,财务报告真实完整,信息公开透明,确保医院的各项资产安全完整,从而不断提高医院的社会效益和经济效益,促进其可持续发展和医护质量、医疗技术水平的提高,更好地解决人民群众"看病贵、看病难"的问题。

综上所述,医院内部控制是为了保证医院各项业务活动合法合规、有效进行,医院资产安全完整,财务信息真实可靠,能够防范医院舞弊等现象的发生,提高医护人员的办医效率而制定和实施的一系列方法、制度和程序的总称,并予以规范化、制度化、系统化,使之成为一个相对完善和严密的体系。医院内部控制的整个过程是不断完善、循环往复的,最终能够在实现医院公益性的基础上兼顾经济效益。

一、医院内部控制目标

医院日常的经营活动非常丰富,是一个独立运作的主体,这一点类似于企业,因而医院内部控制可以参照企业内部控制规范。但是医院毕竟是非营利性组织,其内部控制的目标不应以单位营利性为主。医院应当是致力于治病救人,为人民群众提供优质医疗服务的公益性医疗组织,其内部控制应当是为了实现医院办医目标和管理目的。因此,结合美国科索委员会（以下简称COSO）报告的相关内容、企业内部控制相关理论以及《行政事业单位内部控制规范（试行）》中界定的内部控制目标，医院的内部控制目标主要有以下几个方面。

第一，贯彻执行国家的法律、法规。国家制定和颁布了相应的法律、法规用来规范各单位团体的经营活动。医院作为社会组织应贯彻执行国家的政策方针，严格执行国家和地方性的法律、法规，保障单位内部的各项经济活动合法运营。同时，医院还应结合行业特点，制定相应的管理制度，以明确单位内部经济活动的行为规范和运行程序，从而促进医院的可持续发展。

第二，保障医院资产的安全完整。医院资产是国家和医院共同占有和控制的资源，是国有资产的重要组成部分，医院有责任保障国有资产的安全完整性。医院加强内部控制管理，可以防止国有资产的流失，防止资产被非法侵占，在保证医院资产安全完整的基础上提高资产的使用效率。

第三，确保会计资料的真实准确。财务会计资料以及单位内部相关记录信息的真实完整性可以有效地提高会计信息质量，保证会计信息的准确有效性。要确保这些信息的真实准确，就需要将医院财务会计制度落实到医院每个环节。根据各环节所提供的信息，对医院内部财务会计行为进行相应的处理，进而使医院管理层根据真实有效的会计信息作出及时有效的决策。

第四，提高办医效果和效率。完善内部控制体系建设后，医院的整体管理水平以及经营效率都应当有所提高。有了完善的内部控制体系，在医院的日常医疗服务中，就可以及时发现经营过程中出现的各种问题并能及时有效地解决，可以高效为医院患者提供高质量的医疗服务，医院整体办医效率就能提高。

二、医院内部控制原则

内部控制的原则是设计医院内部控制所参照的依据，是用来判断医院内部控制好坏的标准，对完善医院内部控制具有切实可行的指导意义。企业内部控制应当遵守全面性、重要性、制衡性、适应性以及成本效益性五大原则。医院虽然与企业存在很大的相似之处，但由于公益医疗卫生行业的特殊性，在考虑医院内部控制应当遵循的原则时，除遵循五大原则外，还应综合医院的公益性、合法性。因此，公立医院内部控制的原则应当包括以下七项。

第一，合法性原则。合法性原则是指医院在进行日常的经营活动时，应当遵循国家的规章制度，在国家的法律法规范围内制定符合单位实际情况的内部控制制度。医院作为事业单位，其内部控制的建设不得与国家的法律法规相违背，应当遵循国家的各项规章制度。

第二，全面性原则。全面性原则要求医院内部控制应当贯穿于医院决算、执行、监督等各个环节，对医院预算、收支、采购等主要经济活动和各项行政业务进行全方位覆盖，每一个环节都必须在医院内部控制制度的监督管理下。全面性原则还要求医院各级领导、全体人员共同参与，将风险降到医院可接受的范围内。

第三，重要性原则。医院内部控制的构建必须对关键控制活动进行重点控制，特别是医院在日常经营活动中存在高风险的业务以及会对医院产生重要影响的业务，医院在进行内部控制构建时要给予足够的重视，为这些重要业务设计严格规范的内部控制制度。

第四，制衡性原则。在构建医院内部控制制度时要考虑医院组织机构、人员职责的设置等是否能够互相制衡。在设立部门职位时必须考虑不相容原则，以维护各部门人员的独立性，防止不良现象的发生。同时，要保证单位内部各部门的职责分工、业务活动等能够有效地彼此制约和监督。

第五，成本效益性原则。内部控制框架体系的构建应当考虑成本效益原则，结合医院各项业务活动所需耗费的成本，估算可能获得的收益，对各项业务活动进行评价并确定重要事项。对成本耗费较高但效益相对较低的业务应减少投入，节约医院成本。医院还应当科学合理地安排人员、设置机构，不断地对控制方法进行改进，使内部控制系统高效运行，从而能够利用最少的控制成本获得最大的控制效果。

第六，公益性原则。医院是为广大人民群众提供高质量医疗服务的公益性、非营利性组织。自新医改实施以来，医院的市场参与程度逐渐提高，但医院仍然是以公益性为主，存在的主要目的仍然是解决人民群众的基本医疗问题。医院要对日常经营活动进行高效合理的控制，提高医疗服务质量、提高医院内部日常工作效率是医院内部控制的重中之重。

第七，适应性原则。内部控制管理制度应当与整个医院规模相适应，要能够覆盖医院的所有业务范围。在进行内部控制管理时，要能够结合医院的发展需要，随着医院发展规模的扩大不断完善医院内部控制制度。此外，还要定期对医院内部控制系统进行检查，发现并能够解决存在的问题。

三、医院内部控制特征

医院是体现国家卫生事业性质的重要载体。国家通过给予医院财政补助、减免税收等政策以保证医院能够为人民群众提供日常的公共医疗服务，以实现其公益性。医院是非营利性组织，承担政府的一些公共服务职能，在日常的经济运营中不能过分追逐经济效益，应以社会效益为首要任务。而企业则是以价值最大化和利润最大化为目标，其主要目的是盈利。因此，医院内部控制与企业内部控制存在明显的区别，见表5-1。

表 5-1 医院与企业内部控制的不同

医院	企业
非营利性组织，不以营利为目的，医院内部对成本和财务管理相对松散	以价值最大化和利润最大化为目标，对成本和财务管理重视程度相对较高
经济活动相对复杂，涉及药品、试剂、器械采购、基建工程、资产管理、后勤管理等方面	业务活动相对单一，各个环节紧密联系、环环相扣
对医院内部控制的研究起步较晚，近年来随着财政部一系列规范的出台才开始	企业内部控制的研究较早，相对于医院内部控制而言，企业内部控制已经相对成熟
医院资源庞大，管理机制不够灵活，管理成本较高	企业的管理机制较灵活，决策效率高，成本优势更明显
医院的最终受益人是全体人民，因而存在两层委托—代理关系，即全体人民与国有资产管理者之间的委托—代理关系和国有资产管理者与医院代理人之间的委托—代理关系	只有一层委托—代理关系，即企业所有者与经营者之间的委托—代理关系
现行模式下，医院实行"院长负责制"，新医改提出要完善医院法人治理结构	实行董事会模式下的公司法人治理结构

事业单位内部控制是通过制定与实施相关的控制方法和程序，防范单位日常业务活动中可能出现的风险，从而提高单位内部整体管理水平。事业单位按其社会功能可分为三大类：承担行政职能、从事经营活动和从事公益服务。医院应当属于从事经营活动的事业单位，在注重公益性的同时还要兼顾经济效益。因此，医院与其他两大类事业单位也存在区别，见表5-2。

表 5-2 医院与承担行政职能、从事公益服务事业单位的主要差别

医院	承担行政职能、从事公益服务的事业单位
差额拨款，其他费用需要自筹，与企业一样，需要在经营中谋求生存与发展	大多数为全额拨款，人员费用及公用费用由国家财政给予保障，没有生存压力
专业技术复杂，除了日常的医疗服务，还要进行教学、科研等	专业性较弱，主要体现公共服务性
医院隶属关系复杂，卫生局、药监局等对其进行监管，卫生局、财政局、人事局、教育局等多部门对其进行监督，多数时候容易受人为因素的干扰	内部管理相对简单，系垂直领导部门对其进行管理和监督
医院属于高风险行业，医院的直接服务对象是人的身体，关系到人的身体健康，医疗风险较大，补救措施较少，医患关系复杂	事业单位的服务对象往往是针对某件事，体现的是便民服务，纠纷较少，后续补救措施较多

综上所述，医院内部控制呈现以下主要特征：①公益性特征。医院担负着解决人民群众基本医疗保障的职责，具有公益的显著特征。②经营性特征。医院有大量的收入和

支出业务，频繁的经营活动、经济活动相对复杂，涉及药品、耗材、试剂等采购管理，基建，固定资产管理，对外投资，后勤等多项经济活动。③效益性特征。医疗成本在逐年上升，医院应注重成本控制，采用灵活的决策管理机制，以较低的成本获得较高的回报。④交叉性医院的经营活动介于企业与行政事业单位之间的，医院内部控制应当既参照《行政事业单位内部控制规范（试行）》，又参照《企业内部控制基本规范》。

四、医院内部控制方法

医院内部控制的方法就是指"医院为实现其内部控制的目标，针对内部控制的各个方面制定的控制方法"[①]。随着医院具体工作事项的改变和管理手段的进步与发展，内部控制的方法是不断变化的。医院内部控制的方法主要包括以下内容。

（一）不相容职务分离控制法

不相容职务分离控制是指合理设置内部控制关键岗位，明确划分职责权限，实施相应的分离措施，形成相互制约、相互监督的工作机制。不相容职务分离控制，首先要明确医院有哪些岗位，每一个岗位的职能有哪些。责任的分配与授权应根据医院规模大小和管理复杂程度而定，明确规定有关个人和部门的权利和责任。医院应制定岗位责任书，明确各岗位应承担的职能和责任，并随着单位的发展及时进行维护和更新。

不相容职务分离控制要求每类管理或服务活动的发生与完成必须经过两个或两个以上的部门或人员，并保证相关部门和人员之间进行相互检查与核对；对管理或服务活动实施检查者的管理层级不能低于被检查者，体现"顺向监督"的原理；不相容职务分离控制不能仅仅停留在纸面上，要切实体现在各个流程中。

不相容岗位分离控制主要包括两个方面：①决策、执行和监督要分离；②业务办理、资产保管和会计记录要分离。不相容岗位定期轮岗制度是杜绝舞弊、保证岗位新鲜"血液"的必要措施。

（二）内部授权审批控制法

内部授权审批控制是指明确各岗位办理业务及事项的权限范围、审批程序和相关责任，建立重大事项集体决策和会签制度。相关工作人员应当在授权范围内行使职权、办理业务。对重大问题决策、重大事项、重要人事任免、重大项目投资决策和大额资金使用业务，医院应当实行集体决策审批制度，任何人不得单独进行决策或者擅自改变集体决策意见。

---

① 戴文娟，丁金华，陈留平. 医院内部控制实务 [M]. 芜湖：安徽师范大学出版社，2016：11.

为了使授权审批制度拥有较好的效果，医院授权审批制度要遵循一定的原则，主要内容包括：①有关事项必须经过授权批准，且在业务发生之前；②授权的依据是依事而不是依人；③授权批准责任一定要明确，不可越权授权，并且对于越权行为一定要有相应的惩罚制度；④所有过程都必须有书面证明；⑤授权的"度"是适度授权；⑥授权的保障是监督。

审批控制的原则包括：①审批要有限度——不可越权审批；②审批要有限制——不得随意审批。

（三）归口管理控制法

归口管理控制是指医院根据管控事项的性质与管理要求，结合医院组织机构和岗位设置，在不相容职务分离控制和内部授权审批控制制度下，明确医院各个业务的归口控制责任部门的控制方式。归口管理控制要求结合医院的实际情况，按照权责对等的原则，采取成立联合工作小组并确定牵头部门或牵头人员等方式，对有关经济活动实行统一管理。

归口管理控制是一种智能型的集中管理方式，体现了集中性、规范性和专业性。集中性体现在归口管理控制按照医院各个业务的属性，结合不同事项的性质，将同类业务或事项安排给一个部门机构或岗位进行管理，也将授权审批和内部管理集中起来，便于医院业务集中展开。规范性体现在归口管理控制将同类业务或支出事项用同一种或相似管控方式进行控制，可以设计规范而细致的管理制度和实施细则，实现控制流程化。专业性体现在归口管理控制由一个部门机构或岗位负责同类业务或支出事项，而这个部门机构或岗位人员必须熟悉和掌握同类业务的属性和特点，具备一定的专业性基础，以提高管理效率。

（四）预算控制法

预算是医院根据本单位的职能、任务和业务发展计划编制的年度财务收支计划，是医院业务活动的财力支持和经济活动的基本依据。预算是建立和实施内部控制的核心环节，医院所有业务最终都要通过预算管理衔接起来，从而实现预算管理的全过程控制。

预算控制在医院的经济活动中发挥着事前计划、事中控制、事后反馈的作用，所以对收支业务、政府采购业务、建设项目等所有的经济活动，都需要强化预算约束，以规范和制约医院的经济行为。预算控制的要求包括：①各项经济活动都必须先编制预算，开展经济活动前先申请预算指标，没有预算指标不能开展经济活动；②强化预算的控制作用，规范预算追加和调整的审批程序，严格控制预算追加和调整。

（五）财产保护控制法

资产安全和使用有效是医院内部控制的重要目标之一，因此，医院必须加强财产保护控制，建立资产日常管理制度和定期清查机制，采取资产记录、实物保管、定期盘点、账实核对等措施，确保资产安全完整，从资产价值和资产实物两方面加强管理。

财产保护控制的主要措施有：①资产日常管理制度，包括资产记录、实物保管和处置报批等；②资产的定期清查机制，包括定期盘点、账实核对。医院应定期核实各类资产的实际数量，将盘点结果与资产台账和会计账簿记录进行比对，发现账实不符的，及时查明原因，并按照国家相关规定进行处理。医院应该根据相关法律法规和本单位的实际情况对资产类型进行区分，建立资产控制制度和岗位责任制，强化检查和绩效考评，加强对资产安全和有效使用的控制。

（六）会计控制法

会计控制是指利用记账、核对、岗位职责落实和职责分离、档案管理、工作交接程序等会计控制方法，确保医院会计信息真实、准确、完整。会计控制为医院各项财务管理工作提供了基本保障，是完善医院内部控制的重要方法。因此，医院应当加强本单位的会计控制。

加强医院会计控制主要包括五个方面：①建立健全本单位财务管理制度；②加强会计机构建设，配备具有相应资格和能力的会计人员；③合理设置会计岗位，确保各岗位权责明确，不相容岗位相分离，强化会计人员岗位责任制；④着力提高单位会计人员职业道德、业务水平，确保会计人员正确执行权责；⑤规范会计基础工作，加强会计档案的管理，明确会计凭证、会计账簿和财务会计报告处理程序，确保会计基础管理、会计核算和财务会计报告编报有章可循、有据可依。

（七）单据控制法

单据控制是明确经济行为出自单位外部来源的报销凭证和单位内部表单的控制方式。单据控制一方面是指业务发生时，经办人通过单据记录业务的来龙去脉，审核人通过审核单据来判断业务是否真实有效。因此，医院应根据实际发生的经济业务，制定经济业务所涉及的单据内容及审批流程，并要求员工按照规定填写相关单据，对不符合规定的单据拒绝审批；另一方面是指档案留存，通过检查档案达到对各项事务的监督。因此，医院应严格按照医院会计法律法规的规定对会计凭证等资料进行归档、保管。

（八）信息内部公开控制法

信息内部公开是指对某些与经济活动相关的信息，在医院内部的一定范围内，按照既定的方法和程序进行公开，从而加强内部监督、促进部门间沟通协调以及督促相关部门自觉提升工作效率的有效方法。因此，医院应建立健全经济活动相关信息内部公开制度，根据国家有关规定和医院的实际情况，确定信息内部公开的内容、范围、方式和程序，即哪些信息应当在医院内部公开，面向哪些工作人员公开，是以会议的形式公开还是以公告或在内部网络上发布的方式公开，以及信息内部公开需要哪些审核审批程序等。

（九）检查控制法

检查控制是指内部检查机构为保证内部控制目标的实现，对内部控制各个环节的执行情况进行检查的方法。检查控制应注意以下几个方面：①医院建立的内部检查控制部门必须独立于业务部门，归医院领导直接控制；②建立符合医院实际工作的检查制度及监督检查程序；③内部检查机制的执行必须严肃对待，确保检查结果的客观、可靠；④检查发现错误后，要及时提出纠正错误的改正方案，报领导批准。

（十）风险控制法

风险控制是指组织内部针对医院的各个内部控制点进行研究，找出风险控制点并在重点岗位、重要机构设立风险控制管理系统，以便识别风险、预警风险、分析风险、评估风险、出具风险报告的方法。任何组织经营都有可能面临各种风险，如何避免或降低风险、提高经济效益，是内部控制需要解决的问题，而恰当的风险控制在内部控制方法中显得尤为重要。

第二节　医院内部控制体系建设

COSO报告将内部控制要素划分为控制环境、风险评估、控制活动、信息沟通、监督五类。医院内部控制框架应根据中华人民共和国财政部证监会、审计署、银监会、保监会等联合印发的《企业内部控制基本规范》，以及中华人民共和国财政部发布的《行政事业单位内部控制规范（试行）》和《关于全面推进行政事业单位内部控制建设的指导意见》，结合医院经营活动的特征，兼顾医院内部控制的目标和原则，构建"三层次"医院内部控制框架体系，如图5-1[①]所示。

---

① 戴文娟，丁金华，陈留平. 医院内部控制实务[M]. 芜湖：安徽师范大学出版社，2016：15.

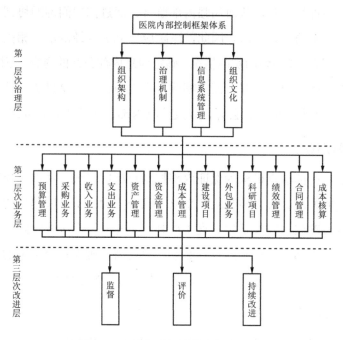

图 5-1 三层次医院内部控制框架体系

内部控制是从发现问题到解决问题的循环动态过程。从控制论的思想出发，控制包括三个基本环节，即确定控制目标、执行、修正偏差，有效的控制应当是可以不断反馈并进行修正的闭环过程。按照控制论的思想，考虑到医院的特殊性，将公立医院内部控制要素分为三个层次：第一层次即治理层，由组织架构、治理机制、信息系统管理、组织文化四个方面组成；第二层次即业务层，对主要业务活动进行流程控制，风险规避；第三层次即改进层，通过监督、评价、持续改进对医院整个内部控制进行循环改进、持续优化。下面做具体分析。

一、医院内部控制体系的第一层次要素

医院内部控制体系的第一层次即治理层，由组织架构、治理机制、信息系统管理和组织文化组成。作为一个特定的控制系统，医院在日常运行中不是孤立存在的，还受到内外部环境的共同作用，形成了具有医院自身特点的组织架构、治理机制、信息系统管理和组织文化，这些共同点构成了医院的内部控制环境，也是整个医院内部控制框架体系的治理层。治理层要素是单位在日常经济运行中，对建立、实施、加强或削弱某项政策及程序会产生一定程度影响的各种因素组合。治理层是组织实施内部控制的基础，是所有控制活动赖以生存的基础。

组织架构主要是分解组织目标，规范单位员工的职责，在单位组织中进行规划、执行、监督并进行后续改进的框架。合理的组织架构能够使员工既相互分工，又能为了单位的

经营目标相互协作、共同奋斗。构建组织架构时应设计好单位的管理层次和管理幅度，合理设置部门，合理划分管理层的职权，使单位内部相邻的层级之间能够相互督促和控制，权、责相匹配。

单位治理机制一般由股东会、董事会、监事会、管理层四个方面构成，通过一套正式或非正式的制度和机制来协调好单位组织与其利益相关者之间的利益关系，最终保证决策的科学性、执行的有效性，维护各方面的利益。有效的治理机制能够保证组织内部各层级之间控制目标的一致性，是单位构建有效的内部控制体系的基础。

医院信息系统管理是综合性的，包括医疗、教育、科研、财务、会计、审计、统计、病案、人事、药品、保险、物资等方面。因为医院业务比较复杂，医院信息系统也相对繁多，所以做好医院信息系统管理至关重要。

组织文化是为单位内部所认同并遵守的价值观、组织精神、行为作风和准则，是单位在从事日常经营活动时所形成的文化，是代表单位特征的思想理念和行为体现。良好的组织文化能够促进单位内部控制的有效实施。医院的组织文化应该在医护人员的道德精神、医院内部的民主与制度等方面不断完善。

二、医院内部控制体系的第二层次要素

医院内部控制体系的第二层次即业务层，由预算管理、采购业务、收入业务、支出业务、资产管理、资金管理、成本管理、建设项目、外包业务、科研项目、绩效管理、合同管理、成本核算等十三项主要经济活动组成。预算管理对于医院内部控制管理是十分重要的。在中华人民共和国卫生部颁布的《医院管理评价指南（试行）》中，全面预算管理被列为医院进行管理评价的一部分；在《医疗机构财务会计内部控制规定（试行）》中，医院全面预算管理更是被推向了新的高度。医院全面预算是为了完成医院特定目标而对医院内部有限的资源进行有效的安排和规划，对各项经济活动进行合理控制。应当按照业务流程，从预算的编制、预算的审批、预算的执行到决算对医院全面预算进行控制。

公立医院成本是医院在为患者提供日常医疗服务以及日常管理时所需的各种成本费用，主要包括药剂成本、医疗成本、人力资源成本、物资成本、资产折旧成本、业务费、低值易耗品等其他成本。公立医院是一个知识、技术、劳动密集的组织，经济指标各不相同，因此，医院的成本核算是医院按照不同服务项目、不同种类、不同阶段所计算出的医疗服务总成本以及由此分配的单位成本，是医院对一段时期内所发生的医疗服务费用进行管理的经济活动。政府每年都对公立医院给予财政支持，公立医院作为事业单位，普遍存在重经费核算轻实物核算、重购轻管现象，对医院内部资产、药品等的减值、毁损、盘点不够重视，因此，医院成本核算尤为重要。医院应当结合企业成本控制的原理、

自身的情况，从成本的计划、下达、核算和分析四个方面对医院的成本进行控制。

三、医院内部控制体系的第三层次要素

医院内部控制体系的第三层次即改进层，由监督、评价、持续改进组成。监督是通过及时关注内部控制某一时点的结果并将结果反馈给内部控制主体，适时纠正内部控制偏差。通过监督可以对单位内部各项经济业务、机构设置、岗位人员设置在内部控制过程中存在的缺陷适时提出相应的改进意见，从而完善医院内部控制。

评价是对医院各职能部门及各科室内部控制执行过程的监控，通过评价能够对医院内部控制执行情况作出具体的描述，最终发现医院内部控制过程中的薄弱环节并加以改进。

持续改进是在监督评价的基础上对发现的问题不断加以改进和提高。监督是持续性的活动，评价是在监督的基础上定期进行，定期评价的结果又可以揭示内部控制监督过程中存在的问题，发现问题后就需要进行持续改进。因此，只有监督、评价、持续改进三者循环进行才能保证医院内部控制活动高效运行。

第三节　医院内部控制评价

医院内部控制评价是指由医院管理层指定专门部门或者专人负责实施，对内部控制的有效性进行全面评价，形成评价结论，出具评价报告的过程。医院内部控制评价是为了实现其控制目标而对内部控制系统的完整性和合理性实施进行的一种自我评估。医院内部控制评价过程是医院改善内部控制的一条必由之路，通过对设计有效性和执行有效性两个方面进行分析、计算、检查、观察、评价，可以发现医院内部控制中存在的缺陷以及薄弱环节，有针对性地提出不足，更深层次地修改、完善医院内部控制体系。

一、医院内部控制评价的范围

医院内部控制评价的范围包括单位层面和业务层面的内部控制评价。单位层面内部控制评价的范围主要包括组织架构、治理机制、信息系统、组织文化四个方面。业务层面内部控制评价的范围主要包括预算管理、采购业务、收入业务、支出业务、资产管理、资金管理、成本管理、建设项目、外包业务、科研项目、绩效管理、合同管理、信息系统管理等方面。

二、医院内部控制评价的内容

医院内部控制评价是对医院内部控制有效性发表意见,包括内部控制设计的有效性和内部控制执行的有效性两个方面的内容。

医院内部控制设计的有效性是指实现控制目标所必需的内部控制程序都具备并且设计恰当,能够为控制目标的实现提供合理保证。在设计过程中,一是应关注内部控制设计的合理、合法性,要符合内部控制的基本原理,以相关的法律法规为依据;二是内部控制设计的全面性,应涵盖所有关键业务、环节和控制点,对相关业务、岗位和流程形成相互制约、相互监督机制;三是内部控制设计的适应性,即设计环节要与医院所处政策环境、业务特点、风险管理等相匹配,并根据外部因素的变化适时调整关键控制点和控制措施。

医院内部控制执行的有效性以良好的内部控制设计为前提,从而为控制目标的实现提供合理保证。因此,医院应当重点考虑以下三个方面:①相关控制在评价期内如何运行;②是否得到持续稳定的运行;③实施控制的人员是否具备必要的权限和能力。

三、医院内部控制评价的流程

行政事业单位内部控制评价流程一般包括制订评价工作方案、组成评价工作组、实施现场测试、汇总评价结果、编报评价报告等。医院应该根据医院性质、医疗业务范围、规模、管理定位、实际面临的各类风险水平确定内部控制评价流程,具体内容如下。

(一)设置内部控制评价的相关部门

医院可以授权内部审计部门或专门机构(以下称为"内部控制评价部门")负责内部控制评价的具体组织实施工作。内部控制评价部门必须具备一定的设置条件:①能够独立行使对内部控制系统建立与运行过程及结果进行监督的权力;②具备与监督和评价内部控制系统相适应的专业胜任能力和职业道德素养;③与医院其他职能机构就监督与评价内部控制系统保持协调关系,在工作中相互配合、相互制约,在效率上满足医院对内部控制系统进行监督与评价所提出的有关要求;④能够得到医院管理层的支持,有足够的权威来保证内部控制评价工作的顺利开展。

(二)制订内部控制评价的工作方案

内部控制评价部门应当根据医院的实际情况和管理要求,分析医院经营管理过程中的高风险领域和重要业务事项,制订科学合理的评价工作方案,报经院管会或其授权机构审批后实施。评价工作方案应当明确评价主体范围、工作任务、人员组成、进度安排和费用预算等相关内容。评价工作方案既可以采用全面评价的方式,也可以根据需要采用重点评价的方式。一般而言，内部控制建立与实施初期，实施全面综合评价有利于推动内部控制工作的深入有效开展；内部控制系统趋于成熟后，医院可在全面评价的基础上，更多地采用重点评价或专项评价，以提高内部控制评价的效率和效果。

（三）组成内部控制评价的工作组

医院内部控制评价部门应当根据经批准的评价方案，组成内部控制评价工作组，具体实施内部控制评价工作。评价工作组应当吸收医院内部相关部门熟悉情况的业务骨干参加。评价工作组成员对本部门的内部控制评价工作应当实行回避制度。医院也可以委托中介机构实施内部控制评价。

（四）进行内部控制评价的现场测试

评价工作组根据评价工作方案确定的内部控制评价范围，入驻被评价部门，实施现场测试。现场测试的一般步骤如下。

第一，了解被评价部门基本情况。评价工作组与被评价部门进行充分沟通，了解其业务范围、评价期间预算完成情况、组织机构设置及职责分工、领导层成员构成及分工、财务管理及会计核算体制、内部控制工作概况、最近一次内部控制评价（或审计）发现问题的整改情况等。

第二，确定检查评价范围和重点。评价工作组根据掌握的情况确定评价范围、检查重点和抽样数量，并结合评价人员的专业背景进行合理分工。检查重点和分工情况可以根据需要进行适时调整。

第三，开展现场检查测试。评价工作组根据评价人员分工，综合运用各种评价方法对内部控制设计与执行的有效性进行现场检查测试，按要求填写工作底稿，记录相关测试结果，并对发现的内部控制缺陷进行初步认定。评价人员应遵循客观公正、公平的原则，如实反映检查测试中发现的问题，并及时与被评价部门沟通。

第四，编制现场评价工作底稿。在测试中应认真编制内部控制评价工作底稿。内部控制评价工作底稿可分为单位层面和业务层面两类。工作底稿在现场测试结束后，由评价工作组汇总，形成现场评价报告。评价工作底稿应进行交叉复核签字，并由评价工作组负责人审核后签字确认。

第五，缺陷认定。评价人员在评价过程发现内部控制缺陷，应填制内容控制缺陷认定表，并根据缺陷的影响程度初步认定缺陷的类别、缺陷的等级，与被评价部门沟通，由被评价部门相关责任人签字确认后，提交医院内部控制评价组。

（五）汇总内部控制评价的结果

内部控制评价部门汇总各评价工作组的评价结果，对工作组现场初步认定的内部控制缺陷进行全面复核、分类汇总，对缺陷的成因、表现形式及风险程度进行定量或定性的综合分析，按照对控制目标的影响程度判定缺陷等级。对于认定的内部控制缺陷，内部控制评价部门应当提出整改建议，要求责任部门及时整改，并跟踪其整改落实情况；已经造成损失或负面影响的，医院应当追究相关人员的责任。

（六）编报内部控制评价的报告

内部控制评价部门以汇总的评价结果和认定的内部控制缺陷为基础，综合内部控制工作整体情况，客观、公正、完整地编制内部控制评价报告，并报送医院管理层和院管会，由院管会最终审定后对外披露或以其他形式加以合理利用。

四、医院内部控制评价的方法

内部控制评价的方法可分为两类：定性评价方法和定量评价方法。很多企业对自身内部控制的评价主要采用定性方法，这类方法以文字描述为主，带有较强的主观性，内容相对空洞，不能进行相互间的比较。定性评价方法有文字表述法、调查问卷法、流程图法、证据检查法、穿行测试法、实地观察法等。定量评价方法是利用数学分析或计量模型对一些定性的表述进行量化，用数据作为评价基础进行计算分析，最后得出可比较的量化结论。定量评价法可以用直观的数据进行内部控制评价说明，可以用于相互之间的比较，不过在操作方面比较复杂。定量评价方法有数据包络分析法、层次分析法、指数法和模糊综合评价法等。

（一）医院内部控制的定性评价方法

第一，文字表述法是评价人员以文字的形式将所了解的内部控制情况描述出来，适用于相对简单的业务内部控制，如人员配备、业务范围、岗位职责等。其优点是能对调查情况进行具体描述，弥补调查表简单肯定或否定的不足；缺点是只用文字描述不足以体现内部控制的细节，不利于为内部控制分析提供有效依据。

第二，问卷调查法是针对需要了解的控制点，设计调查问题，编制调查表。其优点是较易了解内部控制系统的状况，如果调查表设计全面，即便是经验不足的评价人员，也不会漏掉薄弱环节；缺点是如果调查表设计不当，难以对内容控制体系作出正确评价，肯定或否定的答案过于简单，不能反映程度。

第三，流程图法是通过绘制内部控制流程图来测试和评价单位内部控制体系的方法，其优点是能清楚地反映内部控制程序，缺点是花费时间较多。

第四，证据检查法是指检查人员抽取一定数量的凭证等书面证据和其他有关证据，从中检查控制线索，从而判断内部控制是否得到有效贯彻执行的方法。

第五，穿行测试法是指抽取一份全过程文件，按照单位业务程序，重新执行一遍，以检查其在办理中是否执行了内部控制措施，并对此进行评价。检查时可以采用逆向检查方法，从会计凭证入手向前追溯，进而对整改业务流程的控制设计和运行的有效性进行检查。

第六，实地检查法是指现场对财产进行盘点、清查，对存货的出入库等控制环节进行检查。

（二）医院内部控制的定量评价方法

第一，数据包络分析法是一种数据分析方法，它适用于多输入、多输出的同类型单位的有效性评价，是一种非参数统计分析方法。在评价过程中，可以综合考虑多种因素，使结论更加全面，并且利用数学模型设置权重，可以在很大程度上避免评价人员的主观性，是一种比较科学的评价方法。但是，由于它的设计和计算相对复杂和烦琐，这种方法在实际工作中应用得不是很广泛。

第二，层次分析法通过对定性指标构造判断矩阵，求得最大特征值、特征向量，并利用一致性检验来检测结果是否合理。层次分析法可以将定性的指标转化为定量数据，然后对数据进行分析得出结论，这种方法适用于多用文字表述、缺乏数据研究领域的评价。因此，层次分析法在社会科学领域得到广泛应用。

第三，指数法是一种对客观数据进行统计分析的通用方法，该方法是将客观数据进行分类统计，得出一个指数分值，然后利用这个指数分值分析评价对象存在的问题和缺陷。

第四，模糊综合评价法是对研究对象按照给定条件进行全面评比、判定的一种多因素决策方法。模糊综合评价法结合定性评价和定量评价的优点，具有操作简便、应用性强等优点，且不用进行一致性检验，可以减少计算的繁杂程度，是应用很广泛的一种评价方法。但是，这种方法需要专家对指标进行赋值和排序，权重的确定依赖专家的经验，这些主观因素会在一定程度上影响评价结果。

医院应根据自身实际情况和实施的内部控制程度来选择适合自己的内部控制评价方法，并且在内部控制设计有效性评价和执行有效性评价两个阶段采用不同的方法。评价工作组根据人员分工和事先设计好的评价方法对医院内部控制开展评价。

五、医院内部控制评价的结果

评价工作组在内部控制评价工作结束、收集相关资料数据后，需要对评价过程中获取的资料进行分析,便于得出医院内部控制有效性结论。分析的主要内容是对医院内部控制缺陷的识别与认定。

内部控制缺陷一般可分为设计缺陷和运行缺陷。设计缺陷是指缺少实现控制目标所必需的控制手段,或设计不当难以实现控制目标。运行缺陷是指未按照设计完好的控制制度来运行,或缺乏胜任能力以有效地实施控制。

医院内部控制评价工作组对于内部控制评价过程中发现的问题,应当从定量和定性等方面进行分析,判断其是否构成内部控制缺陷,然后将缺陷按影响的严重程度分为重大缺陷、重要缺陷和一般缺陷。在认定影响的严重程度时,应该注意考虑医疗行业特征、风险偏好、关键控制点等因素。

六、医院内部控制评价的报告

完成内部控制评价结果分析工作后,评价工作组人员应及时与被检查部门进行沟通确认,告知相关人员内部控制缺陷认定原因及整改措施,并且内部控制评价工作底稿需经各个部门负责人确认签字。负责撰写评价报告的人员对收集的资料进行分析整理后,以书面报告的形式作为最终体现。

内部控制评价报告可分为对内报告和对外报告。对外报告是为了满足外部信息使用者的需求,需要对外披露,在时间上具有强制性,披露内容和格式强调符合披露要求;对内报告主要是为了满足管理层或治理层改善管控水平的需要,不具有强制性,内容、格式和披露时间由医院自行决定。

医院因其外部环境和内部条件的变化,其内部控制系统不可能是固定的、一成不变的,而是一个不断更新和自我完善的动态体系,因此,对内部控制需要经常展开评价,在实际工作中可以采用定期评价与不定期评价相结合的方式。

对外报告一般采用定期的方式,即医院应根据主管部门的要求每年进行一次内部控制评价。年度内部控制评价报告一般应以12月31日为基准日。需要注意的是,如果医院在内部控制评价报告年度内发生了特殊的事项且具有重要性,或因为具有某种特殊原因,医院需要针对这种特殊事项或原因及时编制内部控制评价报告并上报上级部门,这种类型的内部控制评价报告属于非定期的内部控制报告。

内部报告一般采用不定期的方式,即医院可以持续地开展内部控制的监督与评价,并根据结果的重要性随时向治理层或管理层报送评价报告。就广义上而言,医院针对发现的重大缺陷等向治理层或管理层报送的内部控制缺陷报告也属于非定期的报告。

医院内部控制评价报告应当阐述医院单位层面和业务层面的控制情况,同时披露对内控缺陷的认定及整改意见。医院可以参照《企业内部控制评价指引》的规定编写内部控制评价报告，报告的内容主要包括评价工作的总体情况、评价依据、评价范围、程序及方法、内部控制缺陷认定情况、缺陷的整改情况及拟采取的整改措施、有效性结论，具体内容如下。

第一，内部控制评价工作的总体情况。明确医院内部控制评价工作的组织情况、领导体制、进度安排，是否聘请会计师事务所对内部控制有效性进行独立审计。

第二，内部控制评价的依据。说明医院开展内部控制评价工作所依据的法律、法规和规章制度。

第三，内部控制评价的范围。描述内部控制评价所涵盖的被评价部门，以及纳入评价范围的业务、事项及重点关注的高风险领域。内部控制评价的范围若有所遗漏的，应说明原因及其对内部控制评价报告真实性、完整性产生的重大影响等。

第四，内部控制评价的程序和方法。描述内部控制评价工作遵循的基本流程，以及评价过程中采用的主要方法。

第五，内部控制缺陷及其认定。描述适用于医院的内部控制缺陷具体认定标准，并声明与以前年度保持一致或作出的调整及相应原因。根据内部控制缺陷认定标准，确定评价期末存在的重大缺陷、重要缺陷和一般缺陷。

第六，内部控制缺陷的整改情况。对于评价期间发现、期末已完成整改的重大缺陷说明，医院要有足够的测试样本，说明与该重大缺陷相关的内部控制设计和执行有效。针对评价期末存在的内部控制缺陷，医院拟采取的整改措施及预期效果。

第七，内部控制有效性的结论。对不存在重大缺陷的情形，出具评价期末内部控制有效结论；对存在重大缺陷的情形，不得作出内部控制有效的结论，并须描述该重大缺陷的性质及其对实现相关控制目标的影响程度，可能给医院未来经营带来的相关风险。

第六章 医院后勤管理

第一节 医院后勤管理概述

"医院后勤管理是一门实践性很强的应用科学,是医院管理学的一个重要分支,是在自然科学与社会科学相互交叉、相互渗透、相互联系的基础上形成的一门重要管理学科,是运用现代管理理论和方法研究医院后勤管理活动本质和规律的科学,是保证医院医疗、保健、教学、科研、预防等一系列活动和为工休人员生活提供服务的后勤各部门和各项工作的总称[①]。"

一、医院后勤管理的原则

第一,服务第一的原则。医院是提供医疗服务的场所,医院后勤管理应以保障一线服务为中心,满足病患就医合理需求,提供安全、有序、高效的就医环境。

第二,统筹全局的原则。要求后勤管理者要有统筹全局的能力,有计划、有目标、有重点、分步骤组织实施工作,同时要处理好后勤局部与医院全局的关系,后勤管理必须服从医院整体发展和业务工作的需要。

第三,成本效益的原则。医院后勤管理是服务化的管理,也是经营化的管理。服务以顾客需求和产品质量为中心,经营以成本效益为中心,无限制地满足顾客需求,追求成本的降低或利润的最大化都是片面的。医院后勤管理与发展必须考虑服务与成本平衡、开源与节流兼顾、经济效益和社会效益相统一。

第四,安全至上的原则。医院安全管理已经由传统意义上的消防、人身、财产安全和突发事件处理等扩展到医院设备、空间、人流、物流、耗材、物资膳食供应及信息系统安全等方面。医院对患者的安全管理已扩大到从患者踏入医院到离开医院,贯穿诊疗

---

① 关斌. 辽宁省公立医院后勤管理研究 [D]. 大连:大连海事大学,2016:12.

过程、手术安全、感染管理、血液管理、用药安全等多个环节和过程，安全管理已逐步成为医院管理的核心内容。

第五，提高效率的原则。医院后勤管理是医院管理的重要组成部分，在医疗任务中处于重要地位，其工作水平和工作效率的高低直接影响医院的医疗质量和经济效益。特别是在对突发事件的处理中，效率的高低直接影响医院的安全运行。

二、医院后勤管理的内容

医院后勤管理的内容主要包括以下方面。

第一，主要负责医院基础设施的维修与使用、水电气暖等设施的维护与保养以及环境的维护等工作，为医院的医疗工作正常运转提供必不可缺的基础支持。

第二，医院后勤管理通过对医院使用的水电气等相关数据整理为医院的成本核算提供必要的、科学的统计数据，降低医院运营成本，实现节约的可能。

第三，医院后勤管理主要负责医院的整体安保工作，确保就诊患者及医疗工作人员人身财产安全以及医院医疗设备的安全，维护医院诊疗秩序，提高医院安全管理能力。医院后勤管理工作要为医院提供优质的诊疗环境，做好环境绿化工作，为患者及医疗工作人员提供良好的诊疗环境，提升医院的整体形象。

第四，医院后勤管理需要负责本单位的基础建设的立项、考核以及审批等具体事宜，承担医院基础工程建设的招、投标工作以及建设监督等具体工作，确保医院基础建设工作保质、保量地进行。

医院后勤管理工作并不直接产生经济效益，但是，后勤管理工作效率的提高有助于提高医院的医疗质量，间接地为医院创造效益；而低效率的后勤管理，则会使医院的医疗质量降低，增加医疗服务成本，从而降低医院的综合效益。因此，在医院后勤管理过程中必须合理配置后勤资源，完善医院基础设施建设，提高后勤设施的利用效率，避免优质资源的闲置或浪费。

第二节 医院后勤服务管理

医院后勤服务是为医院提供全方位、多方面的供应和服务，有效地服务医务人员、就诊病人以及为相关人员解除工作、生活等方面的后顾之忧，在医院内部营造团结、和谐、相互支持、相互关心的氛围，增强医院的凝聚力、向心力和感召力。医院后勤工作按其从事的内容不同，可细分为后勤管理和后勤服务。

医院后勤管理是指医院管理者面对时代发展的现状及趋势，运用现代管理理念、管理理论和管理方法，遵循市场经济发展规律和医院工作的客观规律，领导和指导医院后勤"团队（集体）"为医院医疗、教学、科研、预防等工作的正常运行与发展，有计划、有组织地协调各方面的关系，使之发挥最大效益，为患者和医疗一线工作者提供所需服务保障的管理活动。后勤服务是为医院正常运行所提供的直接、具体的各项服务，其特点是具有连续性、技术性、社会性、经济性、服务性和安全性。随着医疗卫生体制改革的深入，医院后勤服务质量管理和风险控制更显重要，同时提供后勤服务的社会机构或企业有其自身的价值观和文化背景，如何融入医院管理中，需要管理者和服务者的共同努力。

当前医院后勤服务趋于社会化，主要是将后勤服务从医院剥离出来，向市场开放，社会上的公司或剥离出的职能部门与医院签订承包合同，自主管理、自主经营，并与医院形成供需关系。在服务体系社会化的过程中，更加要求管理体系专业化、规范化和精细化，提高整体服务水平和综合效益。

一、医院后勤服务的主要职能

医院后勤服务主要职能分为六个方面：①根据医院整体运行情况和发展规划，制订基本建设、房屋设施改造等年度计划、近期计划、中长期规划等，并负责落实；②为医院提供保障服务，包括物资保障和水、电、气等能源保障，确保设备设施安全、正常、高效运行，并做到绿色节能；③为医院提供环境服务，包括卫生保洁、餐饮服务、被服供应和洗涤、绿化养护、消防、安全保卫等；④为医院提供医疗辅助性服务，包括门诊挂号、病人运送、护工以及医疗便民服务等；⑤推进后勤服务社会化改革，代表医院对外包服务项目进行考核与管理，掌握相关法律、法规，督促社会机构合法、合理用工；⑥组织对院内突发应急事件的处置。

二、医院后勤服务的外包管理

（一）医院后勤服务外包的意义

随着事业单位劳动人事制度改革的推进，医院后勤服务的职能绝大部分已经由社会服务机构承担，后勤服务外包已成为医院后勤管理的主体，后勤人员的技术水准、服务意识、行为规范等直接影响着服务质量与满意度。因此，对外包公司的规范化、精细化管理成为后勤服务社会化背景下的主题。

服务外包一直被认为是降低管理成本、提高管理效率、增强核心竞争力的有力工具，其优势主要体现在以下几个方面：

第一，有利于医院推进人事制度改革。公立医院是事业单位，各家医院的人员编制数无法达到与医、教、研、防等任务匹配的要求，后勤服务更是一支庞大的队伍，后勤服务的外包能把有限的编制腾出，有利于医院引进专业人才，不断深化人事分配制度改革。

第二，有利于医院更好地关注核心业务和病人需求，提高核心竞争力。实施医院后勤服务社会化使医院可以充分利用社会在信息、资源和服务等方面的各种优势，把许多可以也应该由社会承担的服务职能还给社会，医院则可通过市场，选择最有利于自身需求的服务，减少医院在人员和管理上的支出，达到减员增效的目的。医院管理者可以花更多的精力关注医疗、教学、科研综合发展，关注核心业务和病人需求，提高核心竞争力，进一步解放思想、转变观念、探索医药卫生事业改革发展的路径，促进卫生事业的可持续发展。

第三，有利于降低后勤服务运营成本。专业公司的介入，打破了医院"小而全"的后勤运行体系，选择有利于自身需求的服务以减少医院在人员和管理上的支出，降低运营成本。后勤服务外包后，医院可以充分利用社会在信息、资源和服务方面的优势，把许多由社会承担的服务职能还给社会，将该部分的经营权与财务分配权通过合同的形式交由企业承担，可以合理地将员工劳动人事关系和公司经营风险转移，医院仅承担监管作用。

第四，有利于盘活存量和提高医院财力、物力的运作能力。医院后勤服务外包管理，就是要通过计算成本，追求效率，用市场经济规律来调节医院的后勤管理，控制好投入与产出之间的比例关系，促使医院加快财力、物力的流转，产生效益，从而使医院在后勤服务方面低效益的资产能够盘活，为医院创造更多的经济效益，提高职工的福利待遇。

（二）医院后勤服务外包的内容

根据后勤服务范围，医院后勤外包内容如下：

第一，保洁运送。病区保洁、外环境整体保洁、病人检查运送、标本送检、手术室保洁和手术病人运送服务等。

第二，安保。车辆管理、消防管理、治安管理、安全保卫、平安医院建设等。

第三，餐饮。职工餐饮、病人饮食。

第四，绿化。绿化养护、美化环境。

第五，物业维修。动力设备操作与维护、建筑单体内房屋设施修缮。

第六，护工。病人生活看护。

第七,设备运行。配电、锅炉、冷冻机、电梯、医用气体等安全运行。

第八,专业设备维护保养。电梯、空调、锅炉、冷却塔、水泵等维修、维护、保养。

第九,专业设备运行与管理。中央变电站、中央空调机房、污水处理中心等项目运行与管理。

第十,基本建设项目代建管理。

第十一,其他服务。合同能源管理、智能化管理平台运行、太平间服务等。

(三)医院后勤服务外包的不足

第一,后勤干部的认识水平及应对能力亟须提高。社会企业成了后勤服务的主体,临床需要后勤提供高素质、规范化的服务,后勤管理承担着对外包服务考核、管理、协调的责任,医院从以前"小而全"办后勤到现阶段全面服务社会化,后勤干部的认识水平及应对能力的提高是推进后勤改革成功的关键,临床对后勤服务的认可度也是对后勤管理工作能力的考核。

第二,医疗总需求大于总供给的矛盾突出。患者对医疗服务的需求不断提高,广大患者在呼唤健康的同时,也对医院后勤工作提出了更高的要求。患者的医疗行为已经不单是医疗本身,他们对医院的就医场所、休养场所、生活环境、起居、饮食,甚至连临终关怀等诸多方面都有非常具体的要求。

第三,只求岗位有人,不求服务质量。目前,社会服务企业总体发展较快,医院从中选择了一些服务公司,但在区域范围内数量发展较少(熟悉医院业务、掌握医院流程不精,特别是对医院文化背景、服务要求缺乏深入研究),劳动力的紧缺,更使人员招聘渠道狭窄,往往出现只求岗位有人、不求服务质量的现象。

第四,外包公司培训的针对性应加强。由于医院服务人群的特殊性,如手术室运送、病人检查运送等,必须熟悉医院情况、运作模式、工作规律等。一旦确定服务公司及人员后,无特殊情况,一般第二年的合同会延续。因为新的公司、新的人员需要培训后才能上岗,在此过程中势必会引起医疗服务的质量降低,以及临床科室的意见。因此,医院后勤管理部门对中标企业的管理人员、技术人员的培训,以及对员工培训机制的针对性必须充分考虑。

(四)医院后勤服务外包的精细化管理

在对社会企业管理过程中,需要健全分析、评估、遴选、监督管理体制,制定标准化管理体系,进行风险控制,执行精细化管理以进行过程控制,使外包公司按照医院的要求运行。医院后勤服务外包精细化管理的要点包括以下几个方面。

第一，确定合理的人员编制、劳动力岗位。后勤岗位多、工种杂，精细化管理必须对每一个岗位的工作任务、工作量、工作标准、工作时间按医院运行要求设置，因此以量定岗、以岗定人，以满负荷工作量确定服务人员编制是基础工作。在明确人员编制后，应制定每个岗位的工作职责与要求，建立管理评审程序和服务控制程序，明确质量保证体系，建立奖惩机制。

第二，服务能力、技术水准达到专业化要求。在设备运行的精细化管理中，始终围绕安全、高效、节能运行为宗旨。如果服务是外包的，先应根据其服务能力、技术水准、以往成功案例等进行招标筛选，明确医院运行标准与要求，设定节能降耗目标，建立督察监管机制，对中标企业进行全面管理。

第三，医院文化融合于企业文化，建立激励机制。在社会机构中开展年度评优活动，公司优秀员工评比与医院服务明星评比相结合，在后勤范围内建立后勤示范岗和星级服务，把后勤示范岗、星级服务的评比与精神文明满意度考核结合起来，制定相关评选条件及奖励措施，企业与医院共同组织表彰，在一定范围内公示，可培养员工荣誉感和归属感。

第四，规范企业行为，督促企业合法经营。外包企业员工的薪资待遇、劳动福利等直接关系到医院服务质量的好坏，精细化管理要考虑确保企业员工福利的保障，医院在服务项目外包招标时对员工的薪酬、福利等要求投标单位明确，平时运行过程中，医院可要求外包企业把每月为员工所缴纳的保险金凭据以及员工工资单复印件给后勤管理部门，以确保员工利益。

第五，提升后勤管理信息化水平，提高效率。医院后勤管理活动中，由于本身业务的复杂性和易变动性，在部门内部之间、部门之间、与供应商之间进行信息交换时，大部分通过人工完成，导致信息交换效率低下和信息缺失，而且无法做到业务流程追踪。

信息管理系统的建立，可密切结合临床的实际需要，运用现代信息技术，整合医院信息系统（HIS系统）相关信息，提高后勤保障的时效性，降低运行成本；在医院内根据医联网梳理医疗支持系统运行流程，整合相关性服务，提高效率，使管理精细化。目前，后勤运行信息系统有：①基于HIS系统的病人检查运送软件；②用智能化管理平台——自动化控制、能耗监测、统计分析；③物资管理平台；④住院病人点餐系统；⑤食堂成本核算系统；⑥被服清点软件；⑦设施设备生命周期全过程管理系统；⑧后勤综合管理系统；⑨后勤服务一站式报修平台等。

后勤信息管理系统对于医院而言，有增收节支、规范服务、运用领先技术为临床提供优质服务的作用，从而扩展在行业的影响力，为医疗、教学、科研全面发展奠定坚实的基础。结合已有的 HIS、办公自动化（OA 办公）系统等现代化手段，使医院各个部门之间的信息交流在网络中完成，这样不但减少了不必要的资源浪费，不再依靠传统方式传递信息，而且减少了操作环节，为工作人员节省了时间，从而能更好地为病人服务。整个管理更加规范化、科学化，提高了工作效率，降低了管理成本，从而整体提升了全院的服务质量，使医院综合实力和核心竞争力得到明显增强。

三、医院后勤服务的质量控制体系

判断服务外包的成功与否，可以有不同的视角和维度，但对服务质量的高低评价是至关重要的。医院后勤服务质量是临床及病人满意的前置因素，满意度形成过程中涵盖了服务态度、服务内容、服务过程、服务形式、服务质量等能感知到的认可度。

服务质量是指服务能够满足规定和潜在需求的特征和特性的总和，是服务工作能够满足被服务者需求的程度。服务质量具有感知性、主观性、过程性、瞬间性、可控性等特征。服务方是遵循医院需要原则设置岗位与提供服务的，就理论上而言，医院要求越明确、越细化，服务方越容易操作，满意度相对越高。管理者必须梳理后勤服务岗位，建立一套考核方法。

（一）质量控制体系的内容

第一，构建外包决策体系。为保证服务外包的合适性，医院应构建外包决策体系。外包决策先要对价值链进行分析与整合，确认医院服务内容中非核心业务的内容进行外包，或者社会公司具备更专业服务能力的业务进行外包。外包决策体系包括但不限于：外包内容的确定、外包模型的建立、相关环境的分析、外包商的评价与选择、外包风险的评估、成本与收益分析等。

第二，选择良好外包服务商。选择良好的外包服务商是服务外包成功与否的关键。依据服务质量相关理论，为保证满意加惊喜的服务感受，服务商应实施后勤服务创新战略，构建后勤服务质量体系。良好的服务商能提高服务外包的执行力，强有力地保证外包合同的有效履约，进而达到"双赢"的目标。

第三，推行有效的外包管理模式。外包管理模式有项目全部外包和管理委托外包，医院根据服务内容及服务要求和重要性不同，可选择不同的外包管理模式。项目全部外包由外包公司承担服务项目，医院对结果进行评价与考核，服务过程中发生的人、财、物等方面的内容与风险都由外包公司承担；管理委托外包是项目管理由外包公司承担，服务人员劳动关系属于外包公司，但对服务质量、服务模式、服务成本等由医院方面提供决策。

第四，强化外包合作关系管理。外包合作关系的建立只是双方合作的开始，在合作过程中需要建立完善的激励机制、约束机制和信息共享机制，以达到防范风险、提高合作绩效的目的，进而保证外包战略的成功实施。每个医院都有自己的独特性，接包方很难对发包方的所有要求都能理解透彻，也不易全面了解发包方的具体情况，这可能会影响服务外包的实施效果。特别是当接包方的企业文化与医院相冲突时，如果沟通合作不力，可能导致服务外包的失败。因此，有效的反馈和沟通对于服务外包活动的进行格外重要。

第五，实施外包绩效评估系统。市场环境和经营环境的变化给医院和外包方都会带来一定的影响，为防止外包合同的执行异常，医院应建立有效的外包评估体系，及时对已实施的外包行为进行评估。在评估过程中，评估指标的选定是评估成功与否及评估结果有效性的关键，评估指标应以定性化指标为主，定量化指标做参考。绩效评估包括：外包服务商的工作评价、外包成本与收益分析、服务质量和满意度反馈等。

（二）质量控制体系的优化

为优化后勤管理部门的科学管理水平，提高外包单位服务水平，为医、教、研提供良好的后勤保障和支持服务，充分发挥后勤管理部门的检查、指导、协调和服务功能，医院可根据实际情况制定相关考核表，对外包单位进行考核。

第一，保洁岗位考核标准，见表6-1。

表6-1 保洁岗位考核标准

区域	质控要求	扣分	实扣分
大厅	地面无烟头、纸屑、果皮等杂物； 大理石地面墙面有光泽无印迹； 公共设施表面无明显灰尘、污迹； 公共物品表面光亮无污迹	1分/处	
楼梯	无烟头、果皮、纸屑、蜘蛛网、积尘、污迹	0.5分/处	
楼道	PVC地面干净、无污渍、有光泽、无杂物； 瓷砖地面干净、无污渍、有光泽	0.5分/处	
病房	地面无烟头、污渍、积水、纸屑、果皮； 床头柜整洁、无污迹，无蟑螂成虫、蟑螂卵及蟑螂痕迹； 天花板、墙角、电器干净无灰尘、蜘蛛网； 卫生间干净、无异味、便器洁净无黄渍	0.5分/处	
门、窗	整洁明亮、无污迹、无浮尘		
垃圾箱	表面清洁、无污迹、痰迹、垃圾容量不得超过外口面	1分/处	
污洗室	地面干净、清洗池台面洁净，里面无污迹；物品摆放规范、整齐	0.5分/处	

续表

区域	质控要求	扣分	实扣分
节能	负责公共区域照明灯及电扇的及时开关；空调的温控符合标准（公共区域）	0.25分/处	
爱卫工作	全院"四害"密度控制在爱国卫生委员会规定的范围内	0.5分/处	
外围	公共场地和路面无明显泥沙、污垢，每100平方米内烟头、纸屑，平均不超过两个，无3厘米以上的石子，房屋阳台无烟头或杂物； 绿化带无明显大片树叶、纸屑、垃圾胶带等杂物； 宣传栏、雕塑标识牌无污迹，无明显积尘，无乱张贴、乱涂写； 化粪池进排畅通，无污水外溢； 垃圾中转站清运率100%，周围无明显污垢，排水畅通，无污水	0.5分/处	
工作人员	不脱岗、无投诉； 语言和行为标准、规范； 操作符合要求； 服从科室护士长管理	1分/次 （护士长打分）	
其他	由于地面湿滑导致人员发生意外，根据损害后果进行赔偿和处罚	5分/次	
合计			

第二，运送岗位考核标准，见表6-2。

表6-2 运送岗位考核标准

项目	质量标准	扣分	实扣分
服务	优质服务、文明用语、规范操作	0.5分/人次	
	对待病人耐心、细心、热情周到	1分/人次	
	听从工作安排，相互尊重、无投诉	1分/人次	
运送病人	接送病人无差错	1分/人次	
	按约定时间准时接送	0.5分/人次	
	安全运送	2分/人次	
运送标本和单据	及时收集、登记大小便标本，急检标本立即送检；各种治疗单划价、记账、预约、结算等要准确	0.5分/个	
	单据送发无遗漏，无遗失、错发现象		
	标本按标准规范、准确送达相关科室		
被服	洗衣房运送按岗位工作程序及消毒隔离规则实施日常被服下送下收工作	0.5分/次	
	污染与非污染的物品分开		
	医护人员及病人换下的脏被服应分别放入污物车，不许落地并分类装袋送洗，有特殊感染的须经特殊严格的终末处理		

续表

项目	质量标准	扣分	实扣分
供应室工作	规范供应室运送工作程序，做好供应的辅助性工作，按时送取，不影响临床工作并确保医疗安全	1~2分/件	
	不脱岗、服从管理、服务至上		
	协助护士请领物品		
合计			

第三，电梯岗位考核标准，见表6-3。

表6-3 电梯岗位考核标准

质量标准	扣分标准	实扣分
持证上岗（专用电梯）	2分/人次	
熟悉操作、安全运行	2分/人次	
仪表端庄、礼貌用语、微笑服务	1分/人次	
熟悉布局、有问必答、解释耐心	1分/人次	
遵章守纪、严格交接	1分/人次	
不干私活、及时报修	2分/人次	
关爱乘客、杜绝争吵	2~5分/人次	
电梯环境、整洁有序	1分/人次	
责任到人、定期检查	2分/人次	
合计		

第四，保安岗位考核标准，见表6-4。

表6-4 保安岗位考核标准

项目	质控标准	扣分标准	实扣分
工作职责	对本岗位职责不清楚	1分/人次	
	擅自离岗或者离岗睡觉	2分/人次	
	不按要求巡逻，漏巡或巡逻不到位	1分/人次	
制度落实	违反医院有关规章制度	1分/人次	
	培训制度没有落实	1分/次	
	整改措施没有落实	2分/次	

续表

项目	质控标准	扣分标准	实扣分
处置能力	情况处置不当，或导致事态扩大化	3分/次	
	医疗纠纷处置不当	2分/次	
车辆管理	车辆乱停、乱放，管理不善	1分/次	
	出现拥挤堵塞，交通不通畅	2分/次	
	车棚内出现"脏乱差"现象之一	1分/次	
	有私自收费现象，影响我院形象	3分/次	
服务形象	仪容、仪表差	1分/人次	
	不文明用语	1分/次	
	服务态度生硬，不积极、友善	1分/次	
	对医院布局不清楚，起不到义务向导作用	1分/次	
防盗工作	警惕性不高，导致盗窃案发生	5分/次	
	打击"医托"及发小广告人员不力的	2分/次	
其他	不能掌握消防常识的	1分/次	
	有投诉，经核实负有主要责任的	2分/次	
合计			

第五，配膳岗位考核标准，见表6-5。

表6-5 配膳岗位考核标准

项目	质控标准	扣分标准	实扣分
证件要求	配膳员工须持健康证持证上岗	3分/人次	
自身形象和要求	准时上班，挂牌上岗，不留长指甲，不佩戴首饰，不干私活，不擅离岗位，开饭时戴口罩、袖套	1分/人次	
工作内容	坚持"三送"到床边（送水、送饭、送菜）对病人有问必答	0.5分/人次	
	餐后病人床头柜的清洁工作，并负责微波炉的使用管理	0.5分/人次	
	负责为病区患者每日两次送开水工作	0.5分/人次	
	做好订饭后的汇总工作。汇总单项目填写完整、准确，交给营养师的要与自己留底的一致；处理好"加菜"病人的交班工作	0.5分/人次	
	要向新入院病人介绍营养科提供的饮食种类、项目，宣传"住院病人须知"	0.5分/人次	

续表

项目	质控标准	扣分标准	实扣分
工作内容	按要求报清楚菜名及价格,若有特殊要求向营养食堂反映、联系,尽量满足病人的要求	0.5分/人次	
卫生管理	保持餐车、餐盘清洁,回收及时,每天消毒三次	0.5分/人次	
	配膳间地面干净,物品摆放整齐有序,开水桶外部无浮灰、无污迹,内部水垢少,水池、平台、桌台、橱柜台及时清洗消毒	0.5分/人次	
	餐具消毒,严格执行一洗、二刷、三冲、四消毒、五保洁制度	0.5分/人次	
	公用餐具实行每餐消毒。落实好除"四害"措施	0.5分/人次	
合计			

四、医院后勤服务的风险管理

医院后勤服务管理中,需要识别、控制管理服务中的风险,已经是业内普遍的共识。随着经济社会的发展和医院后勤服务社会化的不断推进,后勤服务的风险管理问题日趋突出,在分析医院后勤服务的风险管理现状的基础上,将医院后勤服务风险管理分解为风险识别及评价、风险控制及应急、风险监测及评审等过程。

通过对医院后勤服务风险的剖析以及对风险管理过程的管理,配置必要资源,制定过程控制准则,对这些过程进行监视测量,持续改进这些过程的管理,使医院后勤服务管理的风险得以控制和降低,以改进和提升医院后勤服务管理的业绩。

医院后勤服务外包后,由于用工方式的改变,以及运行模式和管理方式的变化都给医院带来了一定的风险,如法律风险、成本控制风险、服务质量下降风险、医院环境不稳定风险、医疗纠纷风险、投诉赔偿风险等多方面的问题。

医院后勤服务的风险管理主要包括风险识别及评价、风险控制及应急管理、风险监测及评审等,具体如下。

第一,风险识别及评价:风险识别是开展风险管理的源头,应该依据适用的法律、法规。例如,不同的医院可能在膳食服务方式、内容上存在不同,在食品安全控制方面的风险就不尽相同。又如,在发生突发公共卫生事件(如SARS)期间,针对平常无突发公共卫生事件期间的风险管理也会有明显的不同。风险识别,一般是通过理顺医院的业务服务过程,找到动用资源多、难以控制、以往事故或潜在事故较易发生或医疗服务存在重大影响的有关过程,作为风险控制的考虑环节。风险评价是一个动态管理过程,应该对所有识别出的后勤服务中的管理风险进行评价,排列风险程度次序,建立评价的准则。

第二，风险控制及应急管理：对后勤服务管理的风险进行识别、评价，是为了对这些风险进行控制。风险控制的过程：①管理职责的确定。从事任何管理，首要的是管理职责的确定，职责的确定应尽量文件化。②风险识别、评价管理规范。风险管理的过程通过对风险进行识别、评价，实施必要的控制措施，以降低风险，达到控制风险的目的。③开展培训工作。面对专业化较强的风险管理，不断开展培训是必要的，适时还可以外聘专业人士到医院开展对内培训。

第三，风险监测及评审。通过监视和测量过程的实施，能够及时发现风险管理中的问题，并及时进行纠正（包括预防）。风险管理评审与改进规范。风险管理应该进行阶段性评审，能够及时进行总结，有利于风险管理的持续改进，不断提升风险管理的层次。

第三节 医院后勤信息化管理

随着信息技术的发展，信息技术越来越广泛地被利用到人类社会生活中，对社会各行各业的发展起到了积极的推动作用。医院的中心任务是提供医疗服务，而医院后勤服务则是围绕这一中心，对医院的能源供给、物资供应、物流运输、房屋设施、维修保养等工作进行计划、组织、协调和控制，以保障医院工作的顺利进行。后勤管理系统是医院整体运行的一个子系统，是医院进行医疗、教育、科研活动的基本条件，也是构成医院基础质量的重要组成部分。随着医院的发展和科技的进步，后勤工作已经摆脱了简单的体力劳动，其设备的先进程度和相应的技术含量有些堪比先进的医疗设备，这也对医院后勤的科学管理提出了更高的要求，需要其能够优质、高效、安全、经济、标准化地为医院各项工作提供保障。

医院后勤管理信息化，就是通过将后勤工作中独立的、不完整的信息经过归纳处理成统一的一条信息管理链，使其完成从后勤工作开始、运行过程、处理过程、反馈最终信息到将其改善的管理过程。医院后勤整体通过医院后勤信息化管理变成一个数据信息处理库，达到处理分析、归纳统计后勤各个职能部门的相关管理数据，医院经费使用情况、经济收益情况，后勤人员状况、绩效考核状况等功效。利用计算机技术、网络通信技术、自动化技术等信息技术。

改善后勤管理模式，为医院提供高效、绿色节能、以人为本的后勤保障服务，进而提高后勤管理的创新能力和管理水平。

后勤信息化不是简单的计算机化，也不仅仅局限于后勤管理部门内部，而是以信息共享为核心,包括后勤管理、临床科室、医院管理,甚至卫生行政等部门相互之间的信息共享,最大限度地利用医院资产,提高工作效率,并形成标准化流程,方便各层次管理人员的分析决策,充分发挥信息技术在后勤管理中的应用价值,提升后勤管理的服务水准。

一、医院后勤信息化管理的目的

医疗卫生事业关乎国计民生,医院运营情况体现了国家医疗卫生事业的水平,后勤信息化则是医院能否在信息时代更好地服务于患者、服务于社会,并节约资源的重要因素。后勤信息化是实现医院科学管理、提高社会经济效益、改善服务质量的重要途径,是医院内涵建设的重要组成。医院后勤信息化管理的目的包括以下几个方面。

第一,合理利用资源,提高经济效益。由于国内医疗需求不断增大,医院的数量不断增加,规模也不断扩大,医院的资产一般为数亿元,有的已经达到数十亿元,有些特大型医院的建筑面积达到甚至超过50万平方米,这些都对管理提出了新的要求,仅依靠人力对如此庞大的资产和房屋是无法进行有效管理的,只有通过信息化手段,才能使这些资产得到充分的利用,降低医院运营成本。

第二,优化工作流程,提高工作效率。后勤管理涉及面广,各种设施设备的使用和维修各有不同,要实现对水、电、气使用量的监控就需要有人定时进行抄表读数,还需要手工对比,如果通过信息化系统不仅可以减少工作量,还可以实时监控,及时发现问题。比如物品运输,包括标本运送等,都是每天在医院内发生的,如果通过信息化进行流程规范,就可以提高人员工作效率,降低成本。

第三,深化细节管理,提高工作质量。细节决定成败,特别是后勤保障的工作更是需要关注细节。无论是设备设施的维护保养,还是物业保洁或是物流运送,都对工作细节提出很高的要求。通过信息化建设,不仅可以建立标准化流程,而且可以强化对细节的管理。此外,在标准化的基础上,可以逐渐推广细化的绩效考核手段,提升后勤服务质量。

第四,提供决策依据,提升管理水平。适时的物品采购、合理的人员配置都是节约成本的重要因素。对后勤数据的收集和分析,是对上述决策提供数据的基础。例如,对医院各级库房的物品进出库进行精确的信息化管理,就可以了解耗材的实际消耗,合理及时地进行物品采购,提高医院的管理水平。

第五,了解运营情况,实施节能手段。绿色环保是现代企业管理的趋势,也是先进管理理念的体现。利用信息化手段对各项能源的使用进行实时的监控,就可以及时发现症结所在,采取各种节能措施,进行针对性处理,达到节能减排的效果。

二、医院后勤信息化管理的要点

后勤信息化建设是医院整体信息化建设的一部分，其建设和实施应符合医院的发展要求。

（一）加强培训，持续优化

后勤信息系统建设完毕并不意味着信息化的完成，真正的信息化是要利用这些系统加强医院后勤运行管理，提升安全因数，减轻人员工作量，提高工作质量。信息化建设并不能替代人的作用，只是通过数字化、远程化来提升管理力度，提高工作效率。因此，程序完成后一定要进行人员的培训，使每一位后勤员工能够了解信息化的内容，至少能够操作同自身日常工作有关的程序，把信息化融入日常工作。

由于信息化往往没有一个现成的模式，特别是后勤信息化更是牵涉面广，很难做到一步到位，那就需要在今后的日常工作中不断发现信息系统中的缺陷并不断弥补。只有不断改进，才能确保后勤信息系统的有效运行，也有利于医院各项工作的开展。

（二）统筹规划，稳步推进

由于后勤信息众多，而且许多后勤信息之间以及其同临床信息之间有密切联系，因此，在实施初期应当有一个整体的规划。如果没有规划，只是跟着临床或者上级部门的指令，或者想到一个模块做一个模块，各个模块之间的联系难免不能估计，也不能实现数据共享。因此，作为医院后勤信息管理人员或者信息部门在考虑信息建设时一定要整体规划，如果能在医院整体信息化进程中考虑到后勤的需求，实施起来会更有效率。信息化进程绝不只是买几台服务器、电脑，或者加上一些软件制作。如医疗信息系统建立之初，需要统一病案格式、统一疾病和手术编码等。后勤信息系统建设之初也需要进行相当的准备程度。对于固定资产管理而言，就要收集相关信息，如房屋图纸、设施设备的基本信息等；对于物流系统而言，由于医院使用的物资种类繁多，也需要统一编码，建立数据字典。即使门禁系统，也需要对区域、位置等一一编号。

（三）明确目标，加强监控

不同人员对信息系统的要求不同，期望也不同。因此，后勤信息系统建设，应当征询包括院长、分管副院长以及所有后勤相关管理人员的要求，由他们对信息系统提出目标和需求。需求提得越明确，越有利于信息系统的开发，越有利于后期的使用。从某种意义上来说，这些要求是建设信息系统中最关键的，其决定了信息系统今后的作用。医院后勤信息系统是通过软硬件建设来实现具体目标的，硬件多数根据信息系统建设的要求配置，包括计算机、服务器、网络建设等；软件通常由软件公司承担，所以后勤管理者的工作就是监督上述设备和软件是否达到了前面所提到的要求。在此基础上，还应着重建设相应的监控系统，能监控设备运营情况及监控能耗情况，并在上述实时监测的条件下，实现自动报警，及时处置。

三、医院后勤信息化管理的架构

（一）医院后勤信息化管理的主要内容

第一，运营管理信息化。运营管理信息化是指后勤日常运营管理的信息化，主要包括人员管理、资产管理、保障管理和项目管理等，建立运营管理信息平台。其中，人员管理包括人员档案管理、考勤管理、继续教育管理、绩效考评、班组管理等；资产管理包括后勤固定资产管理、设备管理、特种设备管理、物资库房管理、应急物资管理、二级库管理、房产管理、空间管理、成本管理、标识管理等；保障管理包括维修管理、巡检管理、设备保养管理、安全检查管理等；项目管理包括基建项目管理、合同管理、采购管理等。

第二，服务保障信息化。服务保障信息化是指后勤日常服务保障的信息化，主要包括第三方服务管理、员工服务管理、病患服务管理、后勤支持服务管理等，建立服务保障信息平台或融入运维管理信息平台。第三方服务管理包括服务品质管理、第三方服务绩效评估、第三方服务人员管理、满意度调查、洗涤管理、运送管理、保洁管理、陪护管理等；员工服务管理包括消费管理、订餐管理、工服管理、集体宿舍管理、团购管理、物品发放管理等；病患服务管理包括病员订餐管理、陪护管理、陪检管理、病患消费管理、租借服务管理、陪客服务管理等；后勤支持服务管理包括运送管理、洗涤管理、会议使用管理、车队管理、冷链管理等。

第三，能效监测信息化。能效监测信息化是指以医院冷热能量、水、电、气等能源介质为监测对象，通过信息化手段对用能进行实时采集、计量、统计分析和集中调度管理，实现对能源的全方位监控和管理，建立能效监测平台。主要包括能源数据采集计量、能效消耗分析、能效对标分析、能效分布分析、能效专家系统、能耗报警、用能设备管理、系统基础管理等功能模块。

第四，机电管控信息化。机电管控信息化是指实现对医院机电设备的智能化管控，通常包括各类机电管控系统和综合统计分析、智能报警、服务调度等功能模块，并融合地理信息系统（GIS）、建筑信息模型（BIM）、虚拟现实（VR）、增强现实（AR）、商业智能（BI）等技术应用，建立机电管控信息平台。其中，机电管控系统包括智能供配电系统、智能照明管理系统、给水管理系统、排水管理系统、生活热水管理系统、太阳能管理系统、污水检测与管理系统、中央空调冷热源管理系统、新风管理系统、空调末端管理系统、净化空调管理系统、中央空调模糊控制节能管理系统、电梯监测与管理系统、医用气体监测系统、物流输送管理系统等。

第五，安全防范信息化。安全防范信息化是指实现对医院安全设施管理、安全事件管理和整体立体安全防范部署，通常包括视频监控系统、出入口管控系统、巡更系统、入侵报警系统、停车管理系统、人员监测系统、危化品管理系统、消防联动系统、安防设备管理系统、安防报警系统等，并融入GIS、BIM、人脸识别、人像识别、可疑人员管控、异常事件管控、风险报警等功能，建立智慧安防信息平台。

（二）医院后勤信息平台及其技术架构

1. 医院后勤信息平台建设的内容

医院后勤信息化，在较大规模的三甲医院一般不再是单独系统的应用，而是逐步向平台化集成方向发展，通常在智慧运营、智慧楼控、智慧安防三大平台的基础上，进一步建设一体化后勤信息平台。医院后勤信息平台建设主要包括一个总平台和三个子平台。由于不同公司产品功能覆盖不同，因此实际在后勤信息化产品分类中因集成的内容不同而在平台名称和内容上有所差异，这种差异包括内涵、功能、集成方式等。医院后勤信息平台建设的目标是建立后勤数据中心和数据应用互操作平台，实现跨系统、跨平台的互联互通和决策支持，实现基于主索引机制的数据资源重组与全局展现，实现后勤运营管理信息化的统一注册、统一索引、统一门户、统一通信、统一交互、统一数据管理与应用，满足标准化的需要、集成的需要、互联互通的需要、共享的需要和决策支持的需要。

医院后勤信息平台与医院信息平台应做接口，在主数据管理方面应服从医院信息的数据标准化要求，在应用交互方面与医院信息平台有交互关系。

（1）医院后勤信息平台。"医院后勤信息平台又称后勤管理一体化信息平台、医院后勤运营智能管控综合平台，是医院后勤信息管理的顶层平台，是后勤信息化实现数据集成、门户集成、应用集成和数据资源管理利用的核心"[1]。平台集成后勤智慧运营、智慧服务、智慧管控和智慧安防的全部或部分信息。医院后勤信息平台是指通过现代通信技术、信息网络技术工作流引擎与智能控制技术的集成，对医院支持保障系统的相关设施和业务的动静态数据进行定期采集、存储与集中管理、分析利用，在此基础上建立的集医院设备监控与能源监控、后勤业务管理与决策支持功能于一体的运营管控平台。由于安防系统的特殊性，可将部分数据或部分功能集成进平台中。

医院后勤运营智能管控综合平台又称后勤管控一体化平台，是基于现代医院后勤管

---

[1] 卢斌，虞玉津. 医院后勤管理信息化应用指南[M]. 北京：研究出版社，2019：20.

理理念，结合后勤业务管理特点，通过智能管控平台将后勤管理业务予以系统化、规范化和智能化，形成的一套构建于平台之上且成熟完善的后勤运营智能管理体系，是后勤各智能化、信息化系统的综合集成。医院可在此体系上充分挖掘智能管控潜力，以提高工作效率，加强有效沟通，降低管理成本，辅助管理决策。医院后勤运营智能管控综合平台包括功能整合与数据整合利用，不仅是一般意义上系统间的应用交互，还包括数据层面、应用层面、用户层面的集成，也包括在此基础上一系列平台应用的展现。

（2）智慧运营集成平台。智慧运营集成平台又称后勤运营管理信息平台、后勤管理信息平台、后勤运营与服务集成平台等。智慧运营集成平台是一个集成各类后勤服务领域应用系统以及日常运营管理的数据交换和业务协作平台。平台实现了医院后勤内部业务应用系统的协同性，形成了一个互联互通、支持辅助决策的医院后勤业务协作平台和管理平台。通过信息整合实现作业流程最优化、服务质量最佳化、工作效率最高化、绩效评价自动化、决策方法科学化。平台主要集成了后勤人员管理、资产管理、维修管理、服务管理等方面的应用系统。

（3）智慧管控集成平台。智慧管控集成平台又称医院能源与机电管控信息平台、智能建筑集成管理平台、医院机电运维智能管控集成平台、医院智慧楼宇集成平台等，是指运用标准化、模块化、系列化的开放性设计，基于信息平台技术实现医院机电运营管理的各信息系统的功能整合。平台将各自分离的设备、功能和信息集成为一个相互关联、完整、协调的综合网络平台。平台将这些分散、复杂、庞大的各类设备、系统，进行充分的数据、资源、服务共享，从而方便地在统一的界面上实现对各子系统的全局监视、控制和管理。通过对各子系统资源的收集、分析、传递、处理，实现对医院内各种建筑设备的有效控制，达到高效、经济、节能、协调的运行状态，提供快速的应急响应，创造舒适、温馨、安全的工作环境。平台重点实现机电管控集成、能效监测监管、机电运维服务集成和机电、能效大数据管理与应用。

（4）智慧安防集成平台。智慧安防集成平台又称安防智能综合管理平台，是指在同一个平台内实现对不同安防或安全管理子系统的集中管理与控制，针对各子系统的分布式部署与集中式管理有机结合，实时采集和检测各子系统的报警信息与运行状态，就相关信息与状态进行综合分析，调动相应子系统联动，完成各子系统与综合系统之间的资源共享、信息交换及警情联动，形成综合性信息融合智能型管理平台。智慧安防集成平台通常集成安防视频监控、门禁、停车、巡更、报警、一卡通等功能，同时依托GIS、VR技术及人工智能的应用，实现安防数据的深度挖掘与利用。可实现AR云图、环境监测、客流统计、自动巡航、自动跟踪、猎鹰追踪、报警联动、人脸识别、人像识别、手机浏览、自动巡逻、多点控制、动态分析、移动侦测等功能。新一代的智慧安全管理平台是在智慧安防集成平台的基础上，进一步集成危化品管理、风险管理、风险点巡查、安防资产管理、安防数据 BI 商业智能分析展现等功能。智慧安防集成平台由于通常在基建项目中搭建，所以列入智能化工程项目。

2. 医院后勤信息平台建设的价值

（1）实现后勤支持系统的信息资源整合与利用。医院后勤信息平台是一个开放的系统，具有适应各种政策、技术、业务发展的能力，遵循信息标准化的软件系统都可以接入平台，并通过平台实现数据集成和应用集成，将原先分布在各业务系统中的信息交换整合到平台，实现医院后勤各部门、班组的信息互联互通，提升服务品质，方便后勤管理人员的运营管理和分析决策。

（2）实现后勤运营管理与机电控制的一体化与智能化。促进后勤应用系统建设，通过平台实现后勤运营管理应用系统和机电运维控制系统的集成，一个界面实现一体化可视展现、一体化管理，通过智能化手段促进过程决策支持、自动控制、安全管理和终末管理分析。

（3）实现后勤运营数据中心建设。基于信息平台建设后勤运营数据中心，通过数据中心实现不同应用系统、应用班组间的信息资源整合，保证数据信息的高效利用，达到一处采集、多处利用，实现后勤业务数据实时更新，满足管理决策、科学研究、信息共享。

（4）实现后勤运营管理决策支持。后勤运营各信息系统结合了先进的医疗管理思想和管理模式，通过平台整合各应用系统，形成合力，实现信息资源充分流转；利用先进的信息化手段，促进后勤服务与管理的规范化，掌握工作的主动权，将传统事后处理转为实时监控；通过智能技术和工作流引擎，提高数据二次利用能力和管理决策支持，有效提升后勤整体管理水平。通过信息平台来固化医院后勤管理，优化管理流程、管理标准、管理规范、知识沉淀。

3. 医院后勤信息平台的技术架构

医院后勤信息平台的框架设计应遵循三个原则：①基于医院信息架构分层设计思路。按照医院信息架构理论和方法，以分层的方式设计后勤信息平台，不同的层次解决不同的问题。②基于后勤信息化现状与未来发展，实现后勤信息共享与业务协同，通过平台整合信息并实现应用系统之间的业务协同。③覆盖后勤信息系统建设全生命周期。不仅包括平台技术框架，还包括平台标准体系、系统运维以及相关的信息安全保障体系。

医院后勤信息平台的总体架构设计分为九个部分，包括后勤信息平台门户层、平台应用层、平台服务层、平台信息资源层、平台信息交换层、后勤业务应用层、信息基础设施层以及信息安全管理体系与系统运维管理、标准规范。其中，MQB 平台风险门户层、平台应用层、平台服务层、平台信息资源层、平台信息交换层属于后勤信息MQB平台的软件部分，主要服务于医院信息系统应用整合的需求。医院后勤业务应用层是目前医院内部的后勤业务应用系统，是后勤信息平台的基础和数据来源。信息基础设施层、标准规范、信息安全管理体系与系统运维管理服务于医院后勤业务应用系统和后勤信息平台，信息基础设施层主要服务于医院信息系统基础设施整合的需求。

（1）平台门户层。门户层是整个医院后勤信息平台对内和对外使用及展示的界面，根据不同的使用者进行分类。

第一，专业操作人员门户。针对后勤各类专业操作人员，提供Web应用的统一入口，后勤员工和其他后勤服务人员、运维人员的Web应用在该门户上使用。

第二，专业管理人员门户。针对专业管理人员的统一入口和系统单点登录。专业管理人员负责对后勤各专业系统、专业平台进行专业管理、专业分析、专业配置、专业优化。

第三，管理者门户。针对医院领导、后勤管理人员提供Web应用的统一入口，医院管理人员所有的医院Web应用在该门户上使用，特别是提供统一的管理辅助决策和临床辅助决策应用。

第四，服务对象门户。针对患者、医护人员、病患家属等服务对象，提供各项信息化的后勤保障服务。

（2）平台应用层。平台应用层通过后勤基础业务数据的交换、共享和整合，结合后勤运营管理和服务保障的实际需要，建立扩展应用，主要包括总务运营管理、基础业务保障、物业流程监管、设备安全监控、院内一卡通服务、区域后勤服务协同、管理辅助决策支持、系统优化决策支持和公众服务等。

（3）平台服务层。平台服务层的主要任务是为平台提供各种服务，主要包括注册服务、主索引服务（服务对象、后勤员工和各类机构的主索引）权限管理服务、数据档案服务、业务支撑服务、BI商业智能应用、BIM应用、GIS应用以及VR/AR/MR的应用等。

（4）平台信息资源层。平台信息资源层用于整个平台各类数据的存储、处理和管理，主要包括信息资源目录库、基础信息库、业务信息库、共享文档信息库、数据资源池、交换信息库、操作数据存储（ODS）、数据仓库、对外服务信息库、智能化管理信息库等。

（5）平台信息交换层。平台信息交换层的主要任务是满足后勤运营、后勤服务、机电管控、安全管理、能效监测和医院管理信息的共享和协同应用，采集相关业务数据并对外部系统提供数据交换服务，包括与区域平台的数据交换。

（6）后勤业务应用层。后勤业务应用层是医院信息平台的基础和数据来源、交互服务对象，主要包括五大类业务系统：运营管理、服务保障、能效管理、机电设备管控、安全防范的信息应用系统。业务应用层要接入后勤信息平台，为平台提供后勤管理数据，同时，也要从平台获得后勤业务协同支持。

（7）信息基础设施层。信息基础设施层是支撑整个后勤信息平台运行的基础设施资源，主要包括各类系统软件、系统硬件、数据存储、网络设备、安全设备等。

（8）信息安全管理体系与系统运维管理。信息安全管理体系与系统运维管理是整个平台建设和运作的重要组成部分，应贯穿项目建设的始终。其中，信息安全不仅包括技术层面的安全保障（如网络安全、系统安全、应用安全等），还包括各项安全管理制度。因为只有在一系列安全管理规章制度的前提下，技术才能更好地为安全保障作出贡献。同时，完善的系统运维管理也是系统稳定、安全运行的重要保障。

（9）标准规范。标准规范应贯穿于医院后勤信息化建设的整个过程。严格遵守既定的标准和技术路线，从而实现多部门（单位）、多系统、多技术以及异构平台环境下的信息互联互通，确保整个系统的成熟性、拓展性和适应性，规避系统建设的风险。

综上所述，我们可以清晰地知道，医院信息平台内涵十分丰富，包含了一系列工具，核心是基于企业服务总线（ESB）的思想架构。例如，基于SOA开放的企业服务总线实现信息系统的集成，基础核心组件一般需要包括企业服务总线、通用技术组件、通用集成模式组件、POS系统集成接口、主索引管理组件、安全与隐私管理组件、统一术语和编码标准组件、流程服务组件、其他集成服务组件等。

第七章 医院绩效考核

第一节 医院绩效考核概述

"绩效考核是一种正式的组织评估制度,它通过科学的原理和系统的方法,对组织中成员承担的工作、行为的实际效果以及对组织的贡献或价值进行考核和评价[1]"。绩效考核是组织管理强有力的绩效控制手段,是组织内部人事管理系统的重要组成部分,也是组织管理者与组织成员之间的一项有效的沟通活动,其过程包括组织、组织中各部门和组织成员与业务流程相联系的战略目标的衡量。通过了解和评估组织中成员的绩效以及组织的绩效,并通过结果的反馈,实现组织成员绩效的提升、组织管理的改善和组织目标的实现。

一、绩效考核的层次划分

从管理学的角度出发,绩效是组织期望的结果,一般可分为组织成员绩效、组织中各部门绩效和组织绩效三个层次。层次的不同,绩效所包含的内容及考核方法也不同。组织绩效和组织中各部门绩效更侧重于强调集体性绩效,而组织成员绩效更倾向于个体性绩效。此处所提及的绩效考核更多的是指组织成员的绩效考核,但由于个人绩效的产生离不开组织这个庞大的管理控制体系,因而了解这三个层次的绩效考核之间的关系将更有助于对本章的理解。

(一)组织战略的绩效考核

组织战略是组织为了能够与外界环境协调发展而制订的具有全局性、指导性、长远性的规划,是对组织未来发展的把握。组织战略绩效是建立在组织成员绩效和组织中各部门绩效实现的基础上,只有当组织绩效目标按一定的逻辑关系层层分配到每个部门以

---

[1] 薛迪. 医院管理理论与方法 [M]. 上海:复旦大学出版社,2010:301.

及每位成员的时候,而且每位成员都达到了组织的要求,组织绩效才有可能实现。组织战略绩效的实现是组织获得相对竞争优势的保证,是组织成功的关键。因此,组织战略层的绩效考核主要是考察组织制定的战略是否能给组织带来长久的竞争优势,是否能够给组织的发展指明道路,是否能够给组织的发展增强动力。

(二)组织部门的绩效考核

良好的战略必须依靠良好的执行才能够完成组织的战略目标,因此,绩效的第二个划分层次是对组织内部各个部门的考核,这些部门是组织行为的执行中心,它们的任务主要是如何做到准确、及时、有效地执行组织的战略,实现组织的战略目标。由于组织的复杂性,所以通常的做法是根据组织的内部结构和经营特性,将组织划分为若干个中心,如费用中心、投资中心、利润中心、人力资源中心等,然后依据划分的性质,各自制定其绩效考核的要求和指标,并根据这些要求和指标的完成情况进行部门的绩效考核。

(三)组织成员的绩效考核

绩效考核的第三个层次是对组织成员的考核,这是绩效考核最为基础的一个层面,因为组织的任何行为、目标和绩效最终都要依靠组织成员的行动来实现。因为成员的个人绩效整合之后形成了部门绩效,部门绩效再整合产生组织绩效,组织绩效带来组织的成功;组织的成功辐射出组织中各部门的成就,而部门的成就再辐射出组织成员的成功,成员的成功必然表现为成员的绩效。因此,组织成员的绩效考核既是人力资源工作的核心内容,也是组织实现战略目标的关键。

二、医院绩效考核的目的

绩效考核是现代医院管理中一个非常基础性的问题,也是非常重要的科学问题,是院长及其现代医院管理者们最常使用的管理方法。医院绩效考核是指医院或院长作为考核主体对照工作目标或绩效管理的标准,采用科学的考核方法来评定员工和医院各部门履行职责、完成任务和发展的情况,并将结果反馈给考评者的工作过程。实行医院绩效考核,可以改善员工的组织行为,充分发挥员工的积极性和潜在能力,了解医院面临的机遇和挑战,从而提高医院的工作效率,实现医院的管理目标,增强医院的综合竞争力。

医院绩效考核的最终目的是改善医院员工的工作表现,促进医院的发展,以实现医院的战略目标。因此,我们可以将医院绩效考核目的分为三大类:一是战略目的,主要体现在通过绩效考核将医院员工的工作行为与医院的发展目标联系起来,确保医院员工的工作态度、工作行为和工作结果能够保证医院战略目标的实现;二是管理目的,主要体现在为医院员工职位的晋升、调整和解雇等相关的人力资源管理决策提供重要依据,为保证医院薪酬管理科学公正提供必要条件，为激励员工提供有效的方法，为促进医院组织内部的沟通创造机会等；三是发展目的，主要体现在识别医院员工的潜在能力和规划员工的职业发展计划，进而帮助医院政策的制定和促进医院的发展。

（一）医院绩效考核的战略目的

通过绩效考核，医院高层和人力资源管理部门可以及时准确地获得员工的工作信息。通过对这些信息的收集、整理和分析，可以对医院的招聘制度、录用方法、人事调动、薪酬管理、激励机制和培训方案等一系列管理政策的效果进行考核，及时发现政策中的问题和不足，进而对医院现行的政策进行修正和重新拟定，促进医院的发展，保证医院战略目标的有效实现。事实上，通过绩效考核，医院将员工的工作活动与医院的目标联系起来，确保员工的工作态度、工作行为和工作结果能够保证医院战略目标的有效实现。

（二）医院绩效考核的管理目的

第一，医院人力资源管理决策的重要依据。医院人力资源管理决策包括医院员工的晋升、平级调动、降职以及辞退，这一系列的人事制度操作必须有科学的依据。医院绩效考核的结果能客观地对员工是否适合所从事的岗位作出明确的评判。基于这个评判而进行的员工职位的调整，往往会让员工本人和其他员工接受和认同。

第二，医院绩效工资管理科学公正的必要条件。绩效考核为医院每一位员工得出一个考核结果，这个考核结果是定性的还是定量的，作为绩效工资的重要参考依据，决定了医院员工收入的高低。医院绩效考核的结果与员工的工资制度紧密地结合起来，才能使绩效考核切实有效。

第三，医院员工激励的手段。医院通过对员工进行绩效考核，肯定他们的进步和成绩，使员工更坚定他们的信心；同时，考核也可以暴露员工的缺点和不足，指明他们应该努力的方向，促使他们积极进取。因此，科学严格的绩效考核可以激发医院员工的潜能，促进医院更好地成长和发展。

第四，促进医院组织内部的沟通。绩效考核离不开管理者与员工面对面地对考核标准、考核结果进行讨论、沟通。管理者可根据考核结果，指出被考核员工的优点、短处和有待改进的地方。因此，绩效考核中的沟通环节为医院管理者和员工之间创造了一个正式的沟通机会。医院管理者可以通过这样的机会，及时了解员工的实际工作情况和表现；员工也可以通过与医院管理者之间的谈话，及时了解医院的发展目标和发展计划以及管理者的管理思路。同时，考核沟通可以加强医院管理者与员工之间的信任，帮助管理者强化员工已有的优点，提高医院组织内部的工作效率。

(三)医院绩效考核的发展目的

医院高层和各部门主管通过绩效考核不仅可以达到管理员工职位升迁、调动和薪酬发放等目的,而且还可以在考核过程中甄别员工的优点和潜能以及有待改进的缺点,并依据员工实际情况和需要,为其提供适当和必要的教育、培训和进修机会,使医院员工在以后的工作中更加适应岗位,更好地履行职责,优化医院员工的职业生涯。同时,医院也可以为新聘员工制订更为合适的职业生涯规划以及系统的人力资源开发与培训等方案。

第二节 医院绩效考核的原则

医院是知识和技术密集型单位,作为知识分子聚集的组织,把握好绩效考核的原则对整个医院的人力资源管理具有相当重要的作用。一般而言,医院的绩效考核应坚持以下原则。

(一)公平、公正、客观的原则

医院在实施绩效考核时,要注意考核的结果不应受个人特质的影响而产生差别对待的不公平现象。考核者应该注重考核过程的公正性,考核要求、标准的客观性,即绩效考核尽量做到以事实为依据,对医院员工、科室、部门的任何评价要有事实、数据,避免主观臆断和带有个人感情色彩。

(二)公开、透明的原则

医院在进行绩效考核前,应公开各个岗位和各项工作的考核标准、程序、方法、时间等;在绩效考核后,应及时公开考核结果,使考核公开化、透明化。在实施考核的过程中,应对所有的员工做到一视同仁,最大限度地减少考核的神秘感,加强考核者和被考核者双方对绩效考核过程的认知,使医院员工尽量参与考核的过程,对绩效考核工作产生信任感,从而对考核结果能够理解和接受。

(三)常规化、制度化的原则

医院绩效考核不仅是对员工以往的工作表现和绩效做出评定,更是对他们将来的绩效做出一种推断和预测。因此,医院绩效考核必须定期、定时地开展和进行,考核前的准备、考核中的标准和注意事项以及考核后的结果处理等必须形成一定的规范和制度,例如,开展月考核、半年考核、年度考核等。因为只有将绩效考核常规化、制度化,员工的潜能才能被全面了解，原有的不足和缺点才能及时被发现和改进，医院才能持续健康地发展。

（四）分类别、分层次的原则

医院内包含了医、药、护、技、管理等不同岗位类别，各岗位类别中又有高、中、低之分。在医院绩效考核中，要分类别、分层次地对不同岗位、不同职称的人员制定不同的考核标准和考核方法，这样才能做到合理地评价、选拔和任用各类人才。

（五）整合化与可行性的原则

1. 整合化原则

（1）医院员工的绩效考核与人力资源管理部门其他工作的整合。员工的绩效考核是医院人力资源管理部门的一项重要工作，与该部门其他各项工作存在非常紧密的内在联系，彼此之间相互依赖、相互支持、相互促进。医院要提高员工绩效考核的有效性，就必须从医院人力资源管理部门工作的全局着眼，通过人力资源管理部门各项工作的整体协调运作，为员工的绩效考核创造良好的环境和条件，提供有力的相关制度的支持。

（2）医院员工绩效考核系统内部工作的整合。现代医院的绩效考核本身就是一项系统工程，包括考核目标与计划的制订，考核者与被考核者双方的良好沟通，公开透明的环境，多种考核方法的选择和运用，考核结果的整理、分析、及时反馈，人事的调整，激励政策的制定，医院绩效文化的建立等多个方面。医院要做好员工绩效考核工作，就必须加强员工绩效考核系统内部各个方面的整合，充分发挥系统的功能，以获得最佳效果。

（3）医院绩效考核与医院战略目标的整合：①医院应提高员工绩效考核目标与医院战略目标的一致性；②注意影响医院战略目标实现的关键部门、关键岗位的员工进行重点考核；③医院其他不同部门、不同岗位员工的绩效考核也应统一到医院战略目标和为战略目标服务的层面上。

2. 可行性原则

医院绩效考核还应注意它的可行性，做到简便、适用、易操作，即考核标准要明确具体，尽可能地将考核标准量化（如数量、质量、效率等），考核方法要易于操作、方便管理、切实可行。同时，考虑到医院是特殊行业，它以取得社会效益为前提，但又要在注重社会效益时兼顾经济效益，因此医院在进行绩效考核时要做到不占用考核者和被考核者太多的时间、合理预算和使用绩效考核的投入资金。

第三节 医院绩效考核的方法

一、比较考核法

比较考核法是指根据某个单一的特定绩效维度（也可以是整体的工作绩效）排列出被考核者绩效的优劣顺序，并确定其相应的等级或名次，从而对被考核者进行分类的绩效考核方法。换言之，比较考核法就是通过排序方法，而非通过评分手段来确定被考核者的绩效优劣。比较考核法主要包括排序法、配对比较法和强制分配法等。

（一）排序法

排序法是一种比较古老的考核方法，它依据某一绩效标准将全体被考核者的绩效由最优至最劣（或由最劣至最优）进行依次排序。排序法又可分为简单排序法和交替排序法。简单排序法即在医院某科室或某部门全体被考核员工中，挑选出绩效最出色的一位员工列于序首，再找出次优者排在第二，依次类推，一直到绩效最差的员工列于序尾。而交替排序法则是指医院管理者（考核者）首先针对不同科室、不同部门中应该接受考核的员工名单进行审查，再从中挑选出绩效最优的一位员工列于序首，然后从剩余的名单中再找出绩效最差的员工排列于序尾，如此交替操作，直至排列出所有次序。

排序法的优点是简单、易操作，其考核结果令人一目了然，能快速识别出绩效佳的员工和绩效差的员工。对于在某一考核要素上绩效有问题的员工，可以以此为依据，对其进行针对性的教育和培训。排序法的缺点是当被考核的员工人数较多时，绩效水平相近的员工较为集中，很难将他们准确地进行依次排序；而且由于排序法有比较直接的特点，给被考核员工造成一定的心理压力，甚至会造成同事之间的过度竞争和感情上的不和等不良后果，因此，在使用排序法时应注意：①在被考核人数比较少的情况下使用，使用前应考虑到使用该方法可能带来的不良后果；②在公布考核结果时，可采用分等级的方式，如优、良、合格等来代替直接公布排名顺序，使被考核者在感情上较易接受，避免太过直接而对个别员工造成不必要的伤害；③避免考核者在操作时带有个人感情色彩和利益因素。

（二）配对比较法

配对比较法也称两两对比法或对偶比较法，与排序法类似，也是一种相对的绩效考核办法，但它较排序法更为有效和准确。

配对比较法是指将每一位被考核员工按照所有的考核要素（如工作时间、工作质量、学术成果等）与其他所有被考核员工逐一配对并进行比较，较优者用"＋"（好）表示，较次者用"－"（差）表示，在所有员工考核完毕后，汇总并统计每一个人的"＋"的个数，便可获得员工的绩效排序。

配对比较法的优点是在对被考核者进行两两对比时，操作相对简单、准确度较高，考核结果也较为可靠；但缺点是该方法很费时，考核者需要花费大量的时间去完成，尤其在被考核者人数众多的情况下，配对比较法就显得更为复杂和烦琐了。

（三）强制分配法

强制分配法与前面提到的排序法和配对比较法都是采用排序的方式进行绩效考核，但不同之处在于它是以群体、等级的形式对被考核者进行排序的。

强制分配法是按照事物"两头小中间大"的正态分布规律，事先确定好各考核等级人数在医院某部门或某科室员工总数中所占的比例，若划分成"优良、中等、有待改进"三等，则分别占总数的30%、40%和30%，若分成"优秀、良好、中等、有待改进、不足"5个等级，则每个等级分别占5%、25%、40%、25%和5%，然后再结合被考核员工数量算出各等级人数，按照每人绩效的相对优劣排序，强制列入其中某一等级。

强制分配法由于遵循了事物的正态分布规律，所以可以有效地避免绩效考核中的集中分布趋势，同时能明确地筛选出特定的对象。强制分配法侧重于群体状况，因而会忽略被考核者的个人绩效，因此，考核结果往往不能完全做到公平、精确。如果遇到一个部门、科室的员工都十分优秀，还要强制划分等级进行绩效考核，可能会带来多方面的弊端。因此，强制分配法适用于人数较多的绩效考核活动，而且考核者在考核前应事先了解被考核部门、科室的实际情况，业绩的好坏，具体问题具体分析，对考核等级的比例可做适当的上下浮动。

二、关键事件法

关键事件法是由美国学者弗拉赖根和巴拉斯在1954年共同创立的。在医院绩效考核中，关键事件法需要医院人力资源管理部门或员工主管部门为每一位应该考核的员工设立一本"考绩日记"或"绩效记录"，由考核者或知情人（一般是直属上级）随时记录每一位被考核者在工作活动中所表现出来的突出的好方式或者特殊的不良行为或事故。之后，每隔一段时间，通常是每半年或每一年，考核者和被考核者根据所记录的特殊事件，讨论被考核者的工作绩效。根据特别好的或者特别差的工作表现，考核者可以把最好的和最差的员工从一般员工中挑出来。因此，关键事件法关注于特别好或者特别差的事例。

关键事件法有着许多优点：关键事件法为考核者向被考核者解释绩效考核结果提供了一些确切的事实证据，使考核结果容易被员工理解和接受；关键事件法确保考核者在对被考核者的绩效进行考核时比较客观公正，因为所依据的是被考核员工在一定时间内（半年或者一年）积累下来的表现，而不是最近一段时间的表现；关键事件法保持一种动态的关键事件记录，通过对记录下来的关键事件的考评，可以向被考核员工提供明确的反馈，有助于员工更好地了解自身的优点和不足，改进自己的工作行为，把握个人发展方向；关键事件法可以通过重点强调那些能够最好支持医院发展战略的关键事件，使员工的绩效考核与医院的战略目标紧密地联系起来。

同样，关键事件法也有它的缺点：①考核者在收集和整理每一个被考核员工工作行为的关键事件时，要花费大量的时间和精力，并且可能还会忽略中等绩效的员工工作表现；②关键事件法在对员工进行比较或作出与之相应的薪酬、晋升等决策时，可能作用并不大。

因此，最好不要单独使用关键事件法进行员工绩效考核，可以将它作为其他绩效考核方法的一种补充。

三、360°绩效考核法

360°绩效考核法又称全方位绩效考核法或多源绩效考核法，最早是由英特尔公司实施应用的。360°绩效考核法是指对被考核者的工作表现比较了解的不同方面的人员从不同的角度对被考核者进行绩效考核，考核完成后根据确定的不同考核者的权重，得出一个综合的考核结果，这些不同的考核源包括：来自上级监督者的自上而下的考核、来自下属的自下而上的考核、来自平级同事的考核、来自医院内其他协作部门的考核、来自医院内外服务对象（如病人或家属等）的考核，以及被考核者本人的自我考核。360°绩效考核信息来源的多样性和匿名性保证了绩效信息反馈的准确性、客观性和全面性，也可以促使医院将员工的工作行为与医院整体的战略目标结合在一起，使医院朝着更好的方向发展。

（一）360°绩效考核法的优缺点

360°绩效考核法中，不同考核主体的评价各具不同的优缺点，具体如下。

第一，来自上级监督者自上而下的考核，是指由被考核者的直接上级对其进行绩效考核。其优点是直接上级对被考核员工的工作表现、工作业绩最为了解，并且有责任提高下属的绩效，因此考核较为认真，是绩效考核者的最理想人选；同时，直接上级为考核主体的方法也是目前最为普遍的考核形式。但是，上级考核时容易受个人偏好与心理影响，易产生偏松或偏紧的倾向或思维定式。

第二，来自下属自下而上的考核，其优点在于有利于管理的民主化，下级员工对上级主管的工作能力与工作表现有切身的体会，因此有利于发现上级主管工作的不足，同时形成对上级工作的有效监督。其缺点是受考核者自身素质的限制，考核时可能只拘泥于细节；同时，担心考核会引起被考核上级主管的打击报复，因此为了取悦上级而隐瞒事实；被考核上级可能为了取得下级较好的评价而放松对其管理。

第三，来自平级同事的考核，其可能会更加客观全面，因为同事之间接触较上级和下级频繁，易发现深层次的问题；但是，同事考核易受私心倾向、感情因素和人际关系等影响。

第四，被考核者本人的自我考核，这是由被考核者对其自身的工作绩效进行描述、考核和总结自我考核的优点在于被考核者可能对自身有更清楚的认识，考核可能会较客观，也为以后管理部门制订相应的培训方案提供可靠的依据；同时，自我考核有利于员工增强参与意识，提高工作热情。但是，自我考核中考核者也容易高估自己，隐瞒失误。

第五，来自医院内外服务对象（病人等）的考核，其优点在于所受干扰少，考核更真实客观；有利于医、药、护、技、管等医院不同岗位的员工强化服务意识，提高服务能力；同时，考核的反馈信息有利于医院发现自身的优势和不足以及潜在的发展需求，该形式的缺点在于操作难度较大，耗时久，成本较高；同时，考核资料不易收集、整理。

（二）360°绩效考核法的注意事项

在应用360°绩效考核法时应注意以下事项，以使考核的质量和效果达到最佳。

第一，正确定位360°绩效考核的应用目的。当360°绩效考核目的定位在员工的晋升、奖惩和各种利益的分配时，考核者就会考虑到个人利益的得失，所做的评价相对而言很难做到客观公正，被考核者也很有可能质疑考核的结果，因此会造成人际关系的紧张。当360°绩效考核目的定位在员工的发展、绩效的提升和管理的改善时，考核者所作出的评价会更为客观和公正，被考核者也更愿意接受考核的结果。因此，建议尽量把360°绩效考核用于员工的发展、绩效的提升和管理的改善等方面，效果会更佳。

第二，做好考核前宣传。在实施360°绩效考核前，人力资源管理等相关部门应积极做好宣传工作。对员工做好360°绩效考核法的含义、目的以及程序等方面的宣传和信息的沟通，并申明此次为匿名考核，可使考核者尽可放心畅所欲言、实事求是。

第三，科学地确定考核源的权重比例。由于360°绩效考核涉及多种考核源，因此在实施该方法时应根据组织的目标、考核的目的、各工作岗位的类型和要求，合理分配好各考核源的权重比例，不能平均主义也不能过于侧重一方。

第四，有效监督防止不和谐情况出现。在考核的过程中，人力资源管理等相关部门应做好监督工作，防止个别员工利用考核的机会对他人实行打击报复，或形成小团体串通一气左右考核结果，或掺杂个人偏见等行为。

第四节　医院绩效考核的信度与效度

医院绩效考核是收集员工过去和目前的工作行为和绩效表现的相关数据，并加以整理分析的过程，它是医院人力资源管理部门的重要内容，是医院内部不可或缺的管理工具，是一种周期性检查与考核医院员工工作表现的管理手段。作为医院人力资源管理部门的考核主管，经常会遇到这样的问题，每当绩效考核结束，总会有部分员工提出异议，指明绩效考核的不公平，不能正确反映员工绩效的真实情况。虽然医院的绩效考核对员工的个人发展以及医院的战略前景起着相当关键的作用，事实上我们很难做到仅仅根据一次绩效考核的结果就做出科学、公正的评价。因此，医院提高考核结果的可信度和考核内容的有效性，使绩效考核更为精确，具有重要的理论和现实意义。

一、医院绩效考核信度与效度的认知

（一）绩效考核信度及衡量指标

考核信度是指绩效考核结果的可信程度（一致性和稳定性），即用同一考核方法和程序对员工在相近的时间内所进行的两次考核结果应当是一致的。具体是指绩效考核的随机误差，当系统误差很小时（如使用相同的考核方法、考核标准，就可以表示系统误差为零），随机误差的大小决定信度的高低（随机误差越大，考核信度就越低）。绩效考核的高信度是保证考核结果公正性的重要条件之一。衡量绩效考核的信度主要有四项指标，即重测信度、复本信度、内在一致性系数和考核者信度。

1. 重测信度指标

重测信度又称再测信度或稳定系数，是指采用同样的考核方法，按照同样的考核标准，对相同的被考核者在不同时间进行考核，先后所得到的考核结果一致性的程度。因此，两次考核的时间间隔是影响重测信度高低的一个主要误差变因。若两次绩效考核时间离得太近，考核者对第一次的考核结果还印象深刻，则会导致第二次与第一次的考核结果相似，考核一致性程度提高，人为地造成了考核重测信度的提升；反之，若两次考核时间相隔甚远，被考核者的绩效会随着时间的推移而发生变化，导致两次考核结果不一致性程度的加大，人为地造成了考核重测信度的降低。所以，在重测绩效时，掌握好重测

时间间隔是非常重要的，一般而言，1～3个月较为适宜。同时，在汇总绩效考核重测结果时，应注明两次测试的时间间隔，以备参考。

重测信度一般采用皮尔逊积差相关公式计算：

$$r_{tt} = r_{x_1 x_2} = \frac{\sum X_1 X_2 - \sum X_1 \sum X_2 / n}{\sqrt{\sum X_1^2 - (\sum X_1)^2 / n} \sqrt{\sum X_2^2 - (\sum X_2)^2 / n}}$$

（7-1）

式中：r 表示信度；n 表示被考核者人数；X_1，X_2 分别表示首测和再测分数。

2. 复本信度指标

复本信度也称等值性系数，是指考核结果相对于另一个功能等值但考核题目内容不同的考核结果的变异程度，为两组考核结果的相关系数，它也可理解为以两种考核方法（两个考核副本）来评估相同的被考核者，然后求得被考核者在这两个考核上得分的相关系数。复本信度的高低反映了这两个考核副本在内容、效度、要求、形式上的等值性程度，如果是"非常相同"，则可以理解为"等值"，即其中一个是另一个的复制。

等值系数的计算和稳定系数相似，通过计算两次测评数据之间的相关系数来求得等值系数。当测评结果是分数形式时，用皮尔逊积差相关公式计算；当测评结果是等级或名次形式时，用等级相关公式计算：

$$r_{tt} = 1 - \frac{6\sum D^2}{n(n^2 - 1)}$$

（7-2）

式中：r 表示信度；n 表示被考核者人数；D 表示同一被考核者两次评定等级之差。

3. 内在一致性系数指标

重测信度和复本信度分别注重考虑测验一致性（稳定性）和跨形式的一致性（等值性），而内在一致性系数主要反映考核内部题目之间的关系，考查绩效考核的各个题目是否测评了相同的内容和特质。例如，在某一方面的绩效考核中，被考核者在第一个项目比其他人得到的评价高，在第二个项目、第三个项目……同样得到比别人高的评价；或者，被考核者在第一个项目比其他人得到的评价低，在第二个项目、第三个项目……又得到比别人低的评价，那么，我们会认为对这一方面的绩效考核，结果比较可信。

4. 考核者信度指标

考核者信度是指不同考核者对同一对象进行考核者时的一致性，它可以通过两个或更多考核者独立考核员工的一致性来确定。最简单的评价方法就是随机抽取若干份问卷,由两个独立的考核者分别给同一组被考核者的同一考核项目进行评估,然后根据采用的连续变量评分或是等级评分,计算两次考核的积差关系或等级相关,得出它们的相关系数。

当考核的评分者超过三个,且考评采取等级评分时,可以用肯德尔和谐系数公式计算:

$$W=\frac{\sum R_i^2-\frac{\left(\sum R_i\right)^2}{N}}{\frac{1}{12}K^2\left(N^3-N\right)}$$

(7-3)

式中:W 表示肯德尔和谐系数;K 表示考核者人数;N 表示被考核者人数或答卷数;R 表示每个被考核者所得等级或分数的总和。

W 越大,表明考核者的信度越高,测评结果越可靠。

以上阐述的四种信度估计方法都是对绩效考核的一致性进行评估,但由于误差来源不同,因此它们评估的侧重点也各不相同。重测信度是估计绩效考核跨时间的一致性,复本信度是估计绩效考核跨形式的一致性,内在一致性系数是估计绩效考核跨项目或两个半分绩效考核之间的一致性,考核者信度是估计绩效跨考核者的一致性。每一种信度系数都有它自己的意义,所以在考核时,应尽可能收集各种信度信息。

(二)绩效考核效度及类型划分

考核效度即考核的有效性,是指绩效考核结果与要考核内容的相关程度,即用某一考核标准所测到的是否正是想测评的内容。高效度的考核标准能保证考核结果的正确性。要使绩效考核具有较高的效度,在设定具体考核项目时就要使其与所考核职位的特点相适应,在各项目权重的设置上也要考虑该职位主要职责和次要职责。例如,在对医院医生进行考核时,往往临床操作能力的权重会大于组织协调能力的权重;而对医院管理人员进行考核时,往往组织协调能力的权重会较大,这样才能使考核结果较为准确地反映与员工岗位职责相适应的工作绩效。此外,还要注意对某一职位绩效考核项目及各项目权重的设立,要与类似职位的考核项目和权重的设立相平衡。

效度包括很多种类,当前较为常见的有内容效度、准则效度和构想效度三大类。

1. 绩效考核的内容效度

考查内容效度的目的是系统地检查与测量绩效考核内容的合理性、适当性，也即检查与测量绩效考核内容是否反映了所要考核的某一概念（或方面）的基本内容。检验内容效度是检验由概念到指标的经验推演是否符合逻辑，是否符合被考核人员的绩效特征，是否有效。常用的评估内容效度的方法是请人事专家或其他精通该学科的专家，按照一定的标准评价某考核是否具有代表性。实际上，内容效度是一个合理性的判断问题。正如美国社会学家贝利在《现代社会研究方法》中所指出的，内容效度必须考虑两个主要问题：测量工具所测量的是否正是调查人员所想要测量的那种行为，测量工具是否提供了有关那种行为的适当样品。

2. 绩效考核的准则效度

对于同一现象或同一概念可以应用多种绩效考核方法对其进行考核，假定其中一种绩效考核方法成为考核某一现象或某一概念的效标，另外几种方法与效标的一致性就成为准则效度。例如，当绩效考核方法 A 具有内容效度时，另一种绩效考核方法 B 的准则效度则由 A 决定，如果考核某一员工群体，显示 B 与 A 高度相关，即可以说绩效考核方法 B 的准则效度较高。

3. 绩效考核的构想效度

构想效度又可称为结构效度、构念效度、建构效度等，是人们最为关注的一种测量效度。构想效度是考评能够测量到的理论上的构想或特质的程度，这种方法经常在理论的研究中使用。

从内容效度到准则效度，再到构想效度，可视为一种累进，即构想效度需要比准则效度更多的信息，而准则效度需要比内容效度更多的信息。

综上所述，信度与效度是表示绩效考核质量的重要指标，两者有所区别，但又存在联系。信度反映绩效考核结果的一致性和稳定性，效度反映绩效考核结果的准确性和可靠性。因此，效度比信度有更高的要求，信度是效度的必要条件，没有信度的绩效考核就谈不上具有效度，而信度高的绩效考核，其未必具有高的效度。

二、医院绩效考核信度与效度的影响因素

（一）绩效考核的目的

近年来，有了对绩效考核本质的另外一种看法，认为它是一种管理过程，绩效考核的目的才是影响考核准确性的更重要的因素。因此，医院绩效考核的方法、技术、程序以及内容等的选择和确定，必须考虑是否能保证战略目标的实现，是否能为有效管理及

员工的开发和发展提供决策信息。只有利于绩效考核目的实现的考核内容与方法才是具有好的信度与效度的绩效考核。

（二）绩效考核的评价源

绩效考核的评价源一般有上级、同事、下级、自我和服务对象五种。就理论上而言，如果不相同的评价源拥有相同的评价信息，那么对于同一个被考核者的评价结果应该是一致的。但是，不同评价源对同一个被考核者的评价结果相关程度很低，这不仅是因为处于不同地位的评价源对不同类型的信息有不同的优势，更是因为不同评价源在评价时的认知过程和信息处理过程不同。一般而言，评价依据的信息类型的差异及认知和动机的差异，是不同评价源评价结果产生差异的主要原因。当评价源在某一或某些方面拥有较多的评价信息时，他们在这一或这些方面所作出的绩效考核，具有较高的信度和效度。因此，评价源的选择、评价源评价范围的确定对绩效考核的信度和效度都有直接的影响。

（三）绩效的主要结构

人们通常将绩效视为单维度的概念，或者简单地将绩效等同于任务绩效。近年来，人们开始重视对绩效的内涵加以明确界定。工作绩效定义为：员工所控制的与组织目标有关的行为，这一定义包含了三个层面的意义：①绩效是一个多维度的概念，即不存在单一的绩效变量，在大多数情况下，与组织有关的工作行为是多种多样的；②绩效是行为，而不一定是结果；③这种行为是员工所能控制的。

之所以不以任务完成或目标达到等结果作为绩效，主要有三个方面的原因：①许多工作结果并不必然是由员工的工作带来的，可能是由其他与个人所做工作无关的促进或阻碍因素带来的；②员工完成工作的机会并不是平等的，而且并不是在工作中所做的一切事情都必须与任务有关；③过度关注结果将使人忽视重要的过程和人际因素，使员工误解组织要求。因此，对绩效内涵的认识直接决定绩效考核的内容，也对绩效考核的信度和效度产生直接的影响。

三、医院绩效考核信度与效度的优化策略

（一）运用多源评价方法

为了更好地利用各种评价源的优势，采用多源评价法是一种比较科学的选择。例如，360°绩效考核法可以让与被考核者在工作中有较多接触、对被考核者的工作表现比较了解的不同方面的人员，从不同的角度对被考核者进行绩效考核，最后根据确定的不同考核者的权重得出一个综合的考核结果。

（二）对考核者进行培训

在绩效考核的过程中，考核者难免会受到心理和感情的主观因素影响，导致考核结果出现误差。比较常见的误差有"晕轮效应"、居中趋势和偏松或偏紧倾向等。减少主观因素造成误差的办法是对考核者进行一定的培训。例如，在医院绩效考核实施前，可以让考核者实地查看一下医院员工实际工作情况，走访各科室、各部门，然后要求参加培训的考核者对这些员工的工作绩效进行评价，并让考核者进行绩效评价讨论，分析误差是如何产生的，这是一种非常有效的减少考核误差的方法。

（三）选择正确的考核工具

绩效考核工具在整个绩效管理与绩效考核系统中都非常关键，科学合理的绩效考核工具本身就具有较高的客观性和区分度。开发或选择那些清晰、直截了当的绩效考核工具，对提高整个绩效考核的精确度无疑有着重要意义。一些开发比较成熟的评价量表，大多经过了严格的信度和效度的检验，具有较高的精确性。医院可以根据考核的目的以及各部门、科室的实际情况，选择适合的考核量表。另外，每一种考核方法都有自身的优点和缺点，实际应用中，在综合考虑绩效考核的信度、效度和成本之后，可以选取若干种适合医院绩效考核的方法，来弥补应用单一考核方法存在的不足。

（四）开展科学的工作分析

工作分析的一个基本作用使人力资源的管理人员开发出考核指标体系，能够方便人们去考核自己和他人的绩效，医院在实施绩效考核前，必须保证绩效考核工具的内容确实基于工作分析，绩效标准与工作相关，考核的内容是具体的工作内容，而不是基于考核者的偏见或主观意见。基于深入而科学的工作分析所建立的绩效考核系统，具有较高的信度和效度，这样的考核系统不仅能获得员工的认可，也容易得到法律的支持和认可。

总而言之，绩效考核的信度和效度越高，就预示着该考核系统越能精确地测量出员工的工作绩效。在实际工作中，一方面要了解影响绩效考核系统精确性的各种因素，尽量控制和缩小考核中的偏差，提高准确性；另一方面也要避免陷入单纯追求考核系统精确性的误区，有效的绩效考核系统必须在精确性和实用性两者之间达到良好的平衡。

第八章　医院学科建设与科研管理

第一节　医院学科建设布局与评估

一、医院学科建设的布局

学科建设是医院全面协调可持续发展的基础和内在动力。通过促进医院学科发展，才能促使医院全面协调可持续发展。下面，以上海市第十人民医院近年来对医院学科建设的布局为例进行探讨。

第一，"4"+"4"+"5"的学科布局，见表8-1。

表8-1　"4"+"4"+"5"的学科布局

入选学科类别	学科数量
重中之重学科	4
重点学科	4
特色学科	5

第二，"4"+"7"+"31"的学科布局，见表8-2。

表8-2　"4"+"7"+"31"的学科布局

入选学科类别	学科数量
重中之重学科	4
重点学科	7
特色学科（A类）	17
特色学科（B类）	14

第三，"4+2"+"8+2"+"23"的学科布局，见表8-3。

表 8-3 "4+2"+"8+2"+"23" 的学科布局

入选学科类别	学科数量
重中之重学科	4
后备重之重点学科	2
重点学科	8
后备重点学科	2
特色专科/专业A类	10
特色专科/专业B类	8
特色专科/专业C类	5

二、医院学科建设的评估

第一，医院学科建设评估的指导思想。医院学科建设评估的指导思想为：切实加强医院的发展学科建设，提高投资效益，提高医院的医疗技术和学术水平，达到医院规划目标。通过发展学科建设，培养和造就一批高水平的学科带头人及骨干人才；在技术上加快创新，抓住疾病诊治关键技术，着力进行高起点的基础研究与转化医学应用研究，形成特色；合理配置资源，实现效益最大化，学科发展最优化，使医院的总体实力向更加优秀的先进行列迈进。

第二，医院学科建设评估的组织管理。医院的学科建设工作由院科研处负责组织和管理，包括制订建设方案，组织实施相关文件，对我院医院的各级学科申报工作进行指导和监督等。

第三，评估周期。评估周期为每年评估1次。

第四，实施步骤，见表8-4。

表 8-4 医院学科建设评估的步骤

主要阶段	具体内容
启动阶段	(1) 制订评估方案。 (2) 成立我院学科建设工作委员会
组织实施阶段	1.申报：各临床、医技学科根据申报基本条件，结合本学科建设和发展规划、有关专业的现有水平及主攻方向、建设目标和有关建设的各个关键问题，组织专题研究，并在此基础上提出申请（已列入市级或更高级别各类重点学科的，不再申报） 2.评审：由科研处负责对申报材料按申报基本条件进行全面审核，并组织同行专家进行论证、评估，提出意见 3.认定：将申报材料会同专家意见，报党政联席会审议，根据"择优录选，兼顾布局，宁缺毋滥"的原则，经党政联席会批准后下发文件确定列入各级重点发展学科建设项目，同时与各重点建设学科签订合同，明确责任、义务，明确建设目标、进度和考核标准

第二节　医院科研项目的全过程管理

随着科学技术和社会的发展，科技在各产业中的地位稳步提高，医疗院所对科研工作也是日益关注。目前，医疗院所的科研经费投入持续增加、资源分配与利用效率要求提高，这些趋势导致对科研项目管理要求不断增高，要求科研管理者要做到科学合理地对科研项目资源的分配、使用、产出进行管理。

项目管理是对过程的动态管理，在项目生命周期的不同阶段，工作的性质明显不同，因而管理的重点也不同。在前期，科研管理者对项目立项前期的项目申请、可行性研究论证等进行管理，以提高项目申报的成功率。在项目启动后，管理者对项目实施跟踪管理，以保证项目按照立项时所设立的目标顺利实施。项目完成之后，对项目管理者而言，存在总结验收而须进行管理以揭示项目已经产生和潜在的收益。需要项目经理根据项目生命周期不同阶段的特点进行有针对性的管理，适时地调整组织的配置。

一、医院科研项目立项管理

科研项目立项组织方式主要采用"自上而下与自下而上"相结合的组织方式。"自上而下"指科研管理人员按照已发布的项目计划指南组织符合条件的人员申报。"自下而上"的组织方式指由科研人员结合自身研究兴趣和优势，进行自主申报，这种组织方式有利于发挥科学家的创造性，但是可能会出现由互不相关课题组成的项目，形式上的综合可能满足了项目计划目标的要求，实际上难以达到项目计划的目标。因此，医院在实践中采取"自上而下与自下而上"相结合的组织方式以克服上述弊端。

科研项目课题的创新性、可行性、实用性、合理性是项目能否立项的关键。因此，在科研项目申请立项过程中，医院科研管理部门要根据需要，组织同行专家对申请项目进行可行性论证，对项目的立论依据、研究目标、技术路线、研究方案、质量和成本控制方案等进行评议，防止项目目标不明确、方案不可行，把好选题关、论证关、申报关，确保研究价值较高、研究方向正确、研究把握大、能产出高质量研究成果的申请项目预选上报，使项目的申报立足于比较高的起点上，提高项目命中率。

项目申请书另一个重点是经费的合理预算，强调申报者的经费预算应该与成果形式相符，与项目的研究性质相符，与项目研究的持续时间相符。因此，在申请阶段医院财务处需要评估经费预算是否合理，这样不仅提高了项目的中标率，还保证了项目研究的顺利进行，减少了项目研究中出现的问题，为申报获准后项目实施过程的控制管理奠定了良好的基础。

二、医院科研项目过程管理

科研项目实施阶段主要是指科研项目立项后组织实施直至科研成果验收前这一阶段，该阶段是项目控制的核心。科研项目实施阶段管理包含两方面：一是对以科研过程为核心的各个阶段一般性的管理；二是对科研项目过程各要素（进度、质量、成本等要素）及其相互作用关系的管理。

（一）医院科研项目计划

科研项目计划即项目任务书，是项目组根据项目目标，对科研项目实施工作进行的各项活动作出周密的安排。然后报请上级主管审批之后并形成科研项目的基准计划。科研项目计划围绕项目目标，系统地确定项目的任务、安排任务进度、编制完成任务所需的资源预算等，从而保证研发项目能够在合理的工期内，用尽可能低的成本和尽可能高的质量完成。

科研项目计划在完成后，由于科研项目是探索未知的领域，具有很大的创造性和不确定性，影响科研项目实施的因素相对较多，还要在科研项目的执行期间，根据不断变化的情况作出调整，以保证计划的有效性和权威性。

（二）医院项目跟踪管理

项目跟踪管理的目标就是通过定期而又有效的监督和控制，确定项目的实际进展和既定目标的差距，找出原因并提出解决问题的办法，从而保证计划目标的实现。医院科研项目跟踪控制管理主要是要求项目负责人向科研管理部门提供年度进展报告，并在此基础上对项目进行定期的检查和评议。提出书面报告，定期检查的时间因具体的项目而异。

三、医院科研项目验收管理

项目验收管理的主要内容包括检查项目合同考核指标的达标情况、评估项目的组织与管理、确认和评价项目的研究成果。按照项目托管方的要求项目提交的验收文件包括项目合同、可行性研究报告、项目总结报告、重大成果简介鉴定报告、经费决算表。通常由项目委托方组织专家验收组进行验收。验收的主要内容是检查项目合同的完成情况，评价项目的绩效和组织管理工作，审计项目经费的使用情况，评估项目立项目标的科学性、合理性。

第九章 医院文化建设与管理

第一节 医院文化概述

一、医院文化的内涵与结构

（一）医院文化的内涵

目前，有关医院文化的理论概念还没有非常统一的表述，关于医院文化的内涵，可以从以下方面理解。

第一，医院文化是在一定的社会和经济背景下，医院在长期医疗服务经营实践中渐渐形成和发展起来，独特的行业价值观、职业精神，并以此为基础产生的道德规范、行为准则、理想信念、传统观念、服务意识、服务理念、经营战略、品牌效应的综合体现。

第二，医院文化就是医院作为一个特殊的社会组织，在一定的民族文化传统中逐步形成的，具有本院特色的基本信念、价值观念、道德规范、规章制度、生活方式、人文环境，以及与此相适应的思维方式和行为方式的总和。

第三，广义的医院文化是一种大文化观念，是医院存在方式的总和，可分为：医院的发展战略、医院的精神、医院的形象等；狭义的医院文化是贯穿于医院工作的全部、医院发展的始终，侧重于精神内涵、思维方式、经营理念、精神面貌等方面的内涵表现；其核心是医院组织系统在长期的医疗活动过程中形成的，并为医院医护人员共同遵守的价值观念、基本信念和行为准则。

综上所述，"医院文化是在一定社会基础上，经过医院长期的医疗服务经营的实践活动，逐渐发展形成的具有医院自身特征的体系，医院文化涵盖了医院独有的组织结构模式、经营管理理念、全体员工应普遍认同的群体意识、共同遵循的价值观体系、普遍的思维模式、行为规范与准则、医院的风气与精神面貌、传统习俗以及全体职工对医院的忠诚感、归属感、责任感、荣誉感，等等"①。

（二）医院文化的结构

结合医院文化的特点，可以将医院文化由内到外分为精神理念层、行为制度层、物质符号层三个层次。这三个层次互相联系、互相影响，组成医院文化这样一个分层次、有深度的完整体系。

医院文化的物质符号层是外显文化，通过医院有形实体的物质形式表现出来。例如，医院门诊、住院区、行政楼等建筑元素；医院地图、导向、指引等标识要素；院徽、院服、院旗等符号要素；医院景观、道路绿化等环境要素；医疗仪器设备要素；医疗、生活及文体设施要素；各种科学技术资料要素，如病案室、图书馆、档案馆等。这些物质符号因素之间相互联系，结成横向网络，成为医院文化的物质符号层。医院文化的物质符号层涵盖了医院物质财富的方方面面，每个医院的物质符号层文化都被打上了自身独特的符号，是医院生存和发展的物质基础。创建一个既能够适应医疗服务需要，又能够满足员工工作生活需要的医院物质符号文化体系，是医院文化形成和发展的基本保障。

医院文化的行为制度层包含医院的行为文化和制度文化。行为文化属于实践文化，是医院在进行医疗服务、日常运营中所产生的活动，主要包括服务技术、服务态度、精神风尚以及医院领导者、管理者、员工的种种行为，它是医院员工精神风貌、医院形象、人际关系的动态体现，也是医院核心价值观、医院精神的反映。制度文化主要通过医院的各种规章制度、规范、行为准则表现出来。医院既是一个医学实践场所，也是一个经济实体，其行业特点决定了医院活动具有技术密集程度较高的特点，对团队合作具有很高的要求，因此医院的运转非常需要有力的制度和规范来支撑，通过制度对医院成员的行为进行规范，才能有效调动人员力量，形成统一的目标和实现目标的合力。制度文化具有权威性，一旦制定出来，就对员工的行为起到协调、规范的作用。制度文化除了包括医院的各种明文制度，如医院政治制度、经济制度、管理制度，还包括具体的操作规范等，例如，技术操作规程、岗位责任制度等。不同的医院具有不同的制度，有时候医院的制度往往体现了医院的鲜明文化特色。

医院文化的精神理念层主要包括医院的核心价值观、医院经营哲学、医院目标和愿景、医院精神、医院服务宗旨、员工精神风貌、道德规范、管理理念、风气习惯等。精神理念层属于思想意识形态，是无形的，往往需要通过医院员工的价值观、信念、精神面貌、工作态度和风格、行为举止等表现出来，这些要素共同构成医院文化的内核。精神理念层是医院文化最核心的内容，往往具有持久的稳固性，来源于医院长期实践，往往是医

---

① 夏萍，吴凡伟，赵云. 医院文化建设与文化管理 [M]. 广州：中山大学出版社，2014：16.

院几十年甚至上百年的历史积淀，是医院最宝贵的精神成果。

很多医院会把医院精神理念层文化的内涵抽象提取，升华为医院的院训、医院服务宗旨、医院精神，通常用简洁的字句表达出来，这样一方面可以深刻铭记在员工的心中，作为基本信念和行为准则；另一方面作为医院文化的重要符号向社会外界和人民群众辐射和传达。例如，湘雅医院的"严谨、团结、求实、进取"的"湘雅精神"；广东省中医院的核心价值观"病人至上，真诚关爱"；中山大学附属孙逸仙纪念医院的"博爱、崇德、求精、奋进"的院训。

不同医院由于其内外部环境、医院历史沿革、发展状况的不同，其文化的精神理念体系也不尽相同。医院文化的精神理念层体现了不同医院最内在、最根本的区别。外在环境可以通过设计、建造模仿，制度建设可以参考，唯独精神理念无法轻易移植。只有真正独特而有魅力的医院文化精神理念体系，才是最有持久生命力的医院文化。因此，医院的精神理念层必须着重突出医院的特色，这在管理者有意建设、塑造和管理医院文化的过程中，应当格外注意。

医院的核心价值观是医院生存之本，也是医院文化的本质特点，出色的精神理念层文化必须扎根到医院文化的深处，渗透到医院的方方面面，方能给医院带来源源不断的活力和养分。行为制度层相互联结，搭建了一个医院的行为制度网络，将员工的行为协调、控制在正确的方向和有效的方式里。物质符号层文化距离精神理念层最远，但是它是医院精神理念层文化和行为制度层文化的外在体现。医院物质符号层文化、行为制度层文化、精神理念层文化，这三个层次相互联结、相互影响、相互作用、相互渗透，共同构成了医院文化的整体结构，是医院文化功能得以实现发挥的保障。只有医院文化的三个层面均健康发展，医院文化才能更好展现。

二、医院文化的特性与功能

（一）医院文化的特性

第一，公益性。医学与其他学科最大的区别在于，它面对的是人，医学的目的在于维护人的生命质量和健康，这是医学的根本价值和最终目的。而医院正是这种为人类生命服务的医学实践场所。这种本质属性和根本目的的不同，决定了医院文化是一个独立的体系，而不是从属于企业文化的一个分支。对于我国公立医院而言，医院文化的本质属性是人民性、公益性、保障性。这与企业文化"商业性、竞争性、营利性"有着根本的区别。

第二，时代性。医院文化是医院管理学科的最新成果，也是医院实践和管理成果的反映。医院文化根植于一定的时代土壤，即在一定的历史文化背景、科学技术条件和时代意识影响下形成和发展起来的。医院文化是时代精神的反映和具体化。因此，它不能不受到当时当地政治、经济形势和社会环境发展变化的影响，不能不带有时代的特征。

第三，人文性。人文性是医院文化最显著的特征之一，这是由医学的根本价值和本质属性决定的。医院的服务对象是人，包括员工和患者，因此医院文化十分强调人的社会性。医院文化强调在管理中要尊重人、信任人。

第四，社会性。医院文化并不是孤立地存在的，医院文化存在于社会—行业—医院这样一个三重的生态环境中。先进的医院文化追求与社会环境的和谐，具有高度的社会责任感。

第五，继承性。承传民族优秀文化传统是医院文化的重要特征，表现在：一是继承悠久的中华文化传统，儒、墨等各家文化思想对医家均有影响，特别是儒家文化思想的影响尤深。二是继承社会主义的革命文化传统，以国际主义精神、毫不利己专门利人精神和技术精益求精为特征的白求恩精神，是广大医务人员追求的最高精神境界。三是继承传统医学文化精华，如"医乃仁术""无德不医""大医精诚""人命至重，贵逾千金"等，都是祖国医学文化的精华。

第六，创新性。创新是医院文化自身发展的内在要求。医院文化在医院长期的医疗实践和管理活动中培养形成并不断充实发展，先进的医院文化必须具有随医院内外部环境变化而不断进行自我更新的强大生命力。

第七，传播性。一方面，医院通过其医疗活动，为保护社会生产力，为人民的健康作出贡献；另一方面，又以自己特有的医院文化向医院外部辐射，影响整个社会。这种传播和影响主要表现在：医院通过自己的良好形象、价值观念、发展目标、职业道德、医院精神、行为规范、院容院貌等影响病人，影响社会，对全社会的精神文明建设起到了丰富、促进和推动作用。

（二）医院文化的功能

医院文化是推动医院发展的不竭动力，优秀的医院文化，对内有利于凝聚人心，对外有利于树立良好的外部形象，不仅可以增强医院的竞争力，还能够促进医院的发展和社会的进步。具体而言，医院文化的功能主要包括以下方面。

第一，导向功能。医院文化对医院整体的价值取向和行为方式起到导向作用。医院文化通过教化、示范等方式，引导员工的个体思想和行为举止，使员工在潜移默化中接受医院共同的价值观念，认同医院的目标并为之奋斗。

第二，凝聚功能。当医院员工普遍认同医院文化的核心价值观时，医院文化的力量能够把不同层次、千差万别的员工凝聚起来，形成目标一致、行为规范的合力。

第三，激励功能。医院文化对人的激励主要通过积极向上的思想观念和行为准则，形成强烈的使命感，使员工形成思想上的自觉性并自然而然地融入日常行为的点点滴滴，产生为医院的生存和发展而努力的敬业和奉献精神。

第四，约束功能。通过医院文化氛围的营造、行为准则的树立和职业道德的规范形成约束力，使医院员工产生心理共鸣，在违反的时候承受群体压力，从而达到行为自我控制、自我约束的效果。

第五，辐射功能。医院文化一旦成为较为稳定的体系，不仅在医院内部发挥巨大作用，还会向医院外环境辐射。良好的医院文化可以帮助医院树立良好的社会形象，一方面吸引患者就医，创造经济效益；另一方面也有利于医院人才引进和团队建设；同时，有利于争取社会公众的认可和社会资源，对医院的发展也有利。

三、医院文化与企业文化区别

医院文化是由组织文化和企业文化衍生而来的，尽管两者有很深的渊源，但是医院文化和企业文化存在根本性的差别。企业的目标是盈利，其本质属性是商业性、竞争性、营利性。而医院的本质属性是公益性，医院存在的价值和目的在于为人民的健康和生命服务，而不是追求利益的最大化。医院的人文精神是医院文化的根基，这也是医院文化区别于其他组织文化的根本性特点。因为医学是一门研究生命、服务生命的学科。医院文化是医院这个医学实践场所最本质的精神内核，不应随意随着医院内外部环境的变化而改变。正因为企业和医院两者的本质区别，医院文化和企业文化也存在根本性的不同。医院文化除了具有一般组织的特点以外，还具有鲜明的学科特征和行业特点。

我们可以借鉴企业文化的先进理论和成功的实践探索，吸收一切先进文化的有利因素，在文化管理的形式和内容上可以采纳企业文化的理念和方法论，推动医院文化的发展和完善，促进医院的可持续发展。但是绝不能忽略医院"服务生命"的本质属性。把救死扶伤、造福苍生的中华医学传统精神气质与人道主义、人文关怀的现代医学人本主义思想以及现代医院管理理念有机融合，是当代医院的理想路径。

医院文化是医院在长期的发展过程中形成的，受到医院内外环境的影响。医院文化存在于社会—行业—医院这样一个三重的生态环境中，每一层因素都会对医院文化产生不同的影响。中国当前的医院文化，在市场经济条件下建立起来，又受到医疗体制改革和社会主义市场经济的影响，不可避免地会带上市场化和企业化的印记。因此，在研究医院文化的时候，需要更加重视医院公益性的特殊属性，更好地了解和构建医院文化。

四、医院文化与卫生经济的关系

卫生经济学是运用经济学的理论和方法研究医疗卫生领域中投入与产出的经济关系和经济规律的学科。卫生经济学是经济学的一门分支学科，是卫生部门和卫生服务领域中的经济学。卫生经济学的研究对象是卫生服务过程中的经济活动和经济关系，即卫生生产力和卫生生产关系；卫生经济学研究的内容是揭示医疗卫生中的经济活动和经济关系的规律，以达到最优地筹集、开发、配置和使用卫生资源，提高卫生服务的社会效益和经济效益。卫生经济和医院文化有着密不可分的联系，表现在两个方面：一方面，经济是医院文化的根基。没有经济基础的医院，其文化也必定不可能长久。通过研究卫生经济，可以更好地分析医疗服务过程中的经济规律，更好地进行卫生资源的整合和利用，这是文化繁荣的重要保障。另一方面，文化不只是医院经济活动的被动反应，先进的文化可以转化为强大的力量，不但在维持医院的正常业务开展和运营方面发挥巨大作用，更能从不同方面影响医院的经济行为，对医院的经济行为产生不可低估的影响和作用。优秀的文化、有魅力的文化，对医院而言是医院最宝贵的财富，是医院竞争力最强大的支持。

第二节 医院文化建设的原则和内容

一、医院文化建设的原则

随着医院内外环境的变化，越来越多的医院管理者意识到，医院文化是医院竞争力的重要组成部分，只有拥有优秀医院文化的医院，才能更好地在竞争中发展。在这样的社会经济环境下，建设和发展医院文化，是促进医疗卫生事业发展的需要，也是医院自身发展和前进的必然选择。医院文化建设应遵循以下原则。

（一）人本化原则

人是医院文化建设的根本出发点和归宿，这里的"人"不仅包括医院内部员工，还包括医院所服务的患者。对内要充分调动员工的积极性、主动性和创造性，尊重人、信任人、理解人、激励人，为员工创造良好的工作环境和发展平台，满足其物质和精神的需求，培养员工的职业幸福感和对医院的忠诚度。对外要让全院员工真正认识到以"病人为中心"的服务理念，倡导人性化的服务理念，把人文情感和人文关怀融入每一次诊疗服务、每一次对话、每一个医患接触点中。

（二）公益性原则

医院文化建设不能脱离医院的公益性。坚持医院的公益性质是医院文化建设的首要原则和理念，是医院文化不偏离医学根本目的的最重要保证。因此，在建设医院文化时，要充分借鉴现代管理学理念，让现代管理学理念为医院文化提供理论依据和可借鉴的实用方法，同时不可过度追求医院的经济效益，照搬企业文化管理理念或经验，忽视医院的公益性特征。

（三）个性化原则

只有将医院文化理念系统真正体现个性化，真正成为医院的理念、医院的灵魂，才能真正发挥统率医院行为的功用。在医院文化体系建设时就应该充分展示医院的独特风格和鲜明个性，体现本医院与其他医院的文化内涵的差别，体现自身历史传统和文化的精髓，体现自身文化的高度识别力。只有富有识别力的文化核心才能让员工铭记在心，也有利于员工深刻理解医院文化对医院的经营与发展所起到的精神支柱和战略导向作用。

（四）持续性原则

医院文化建设不是一蹴而就的，优秀的医院文化是在一代又一代的医院管理者和全体员工在整个医疗服务和内部管理的长期实践中不断付出、不断巩固才逐渐形成的，因此，医院文化建设需要遵循持续性原则。

（五）多样化原则

医院文化建设可以围绕文化核心，以多种方式来呈现，力求立意角度多样化，丰富多彩。另外，医院文化建设不应仅仅停留在医院内部，更要注意将文化外显、辐射到患者和社会中。在对外展示和宣传医院文化时，在语言结构、表达方式上，不必过于刻板、沉闷，医院文化建设需要令员工、患者、大众获得共鸣和认同。

二、医院文化建设的内容

医院文化建设的内容应该包括医院文化结构体系中的物质符号层、行为制度层及精神理念层三个层次，可见，医院文化建设是一个庞大的系统工程。无数成功的医院文化建设实例表明，医院文化的建设是一个长期的过程，特别是有关医院文化的精神理念层，培育共同价值观念和医院精神，这些都需要不断强化。进行医院文化建设时，一方面要有宏观的整体规划和顶层设计；另一方面又要把握各层次的特点，从大处着眼、小处着手，将文化建设落到实处，可以从以下方面进行医院文化建设。

（一）明确医院文化建设战略

一个科学的医院文化建设战略，既是医院文化建设的总规划和全面部署，也为未来的医院文化管理指明了方向和范围，对医院文化建设和文化管理的实践具有重要的指导意义。一般而言，医院文化建设战略包括以下内容：确定医院文化建设战略模式；划分医院文化建设阶段；制订医院文化建设的短期、中期、长期规划；医院文化建设的具体策略。文化建设不等同于活动策划书，就文化论文化，为活动而活动的文化建设战略方案是游离于医院发展之外的。只有科学、全面的医院文化建设战略，且具有操作指导性的医院文化建设战略规划才能够真正起到指导医院文化建设和管理实践，推动医院文化建设可持续发展的作用。

（二）积极塑造良好医院形象

医院形象是医院面貌与特征在公众心目中的总体，它包括两方面内容：一是静态标识系统，如医院的院标、院徽、院旗、院服，医院的建筑设计与规划等；二是动态行为识别系统，如员工的行为方式、行为规范、服务态度等。塑造良好的医院形象可以通过设计开发企业形象识别系统来实现，这包括理念识别、行为识别、视觉识别三个部分。理念识别是医院整个形象的内核，行为识别是医院形象的具体体现与动态展示，视觉识别是医院全部经营理念和行为规范的外在反映。

总而言之，医院文化建设是一个沉淀和挖掘的过程，更是一个培育的过程。因此，如何让全院员工达成共识，实现对医院文化的认同感和责任感，并在日常工作中提升其执行力，从而使医院文化真正落地，这是医院文化建设的关键。

第三节　医院文化管理与创新探索

真正的文化的核心，更多的是一种凝结在物质、环境中，渗透在制度和精神风貌中，镌刻在员工的内心，外显在员工的行为举止上的价值观和信念。文化根植于组织的制度、价值观和行为素养中，形成了一种文化潜意识和集体无意识。文化管理实际上是将组织价值观、经营理念融入组织管理和组织活动实践中，通过与战略管理、人力资源管理、财务管理、质量管理等各个管理模块的无缝对接，实现文化干预组织流程，从而推动组织的快速发展，即通过文化变革来进行管理，通过管理提升组织的竞争力。无论是经验管理、科学管理还是文化管理，其本质都在于通过协调来提高效率，进而实现组织目标。

一、医院文化管理的体系

(一) 医院文化管理的原则

文化管理是一个组织为实现组织的共同理想,运用组织文化把组织成员凝聚起来,进行集体自觉的实践活动。医院文化管理是医院为实现医务人员的共同理想,运用医院文化把医务人员凝聚起来,进行集体自觉地集医疗、教学、科研、预防、保健和创新为一体的实践活动。和医院文化建设重在"建"的过程不同,医院文化管理重在"管",而"管"的目的则在于"用",也就是通过医院自主、人为的调控,加强对医院文化的梳理、凝练、深植及提升。医院文化管理的关键在于把医院文化元素有效地运转起来,把文化的效能最大限度地发挥出来,继而为医院创造巨大的经济效益和社会效益。进行医院文化管理,要坚持以下原则。

1. 以人为中心原则

以人为中心不仅是医院文化建设应当坚持的原则,也是医院文化管理的基本出发点。把以人为中心放在医院文化管理的首位,确立员工的主人翁地位,强调"以患者为中心"的服务理念,可以最大限度地发挥医院文化的软实力作用。实行人性化管理的人文管理理念,是现代医院管理体系的一个关键部分。在文化管理中,一是要以病人为本;二是要以员工为本。

以病人为本就是在诊疗程序、诊疗环境、技术操作、服务流程等方面都要为病人的方便着想,为病人的安全着想,在为病人提供技术服务的同时,必须注重人文关怀,为病人提供生理、心理和文化的全方位服务。

以员工为本,就是要尊重人才、关心人才,把合适的人放到合适的岗位上,创造条件让医院的每一位员工都能够有机会展现自己的才华,实现自己的抱负。

医院员工的社会阅历、受教育程度、年龄、心理、性格等方面的不同,必然导致思想道德观念和价值观念的差异。因此,医院文化管理在要求上不能千篇一律,要把先进性和广泛性结合起来,根据不同对象提出不同的要求。通过规范激励管理,使所有员工了解医院文化的内容和怎样进行医院文化建设,营造员工能够自我评价、自我发展、自我激励的氛围,满足员工的政治需求、利益需求、心理需求,引导员工把医院目标看成自己的目标,把医院利益看成自己的利益,树立共同的理想和信念,建立和谐的人际关系,增强员工对医院的向心力,使医院文化战略转化为员工的自觉行动,实现医院与员工个人的和合共生。

2. 持续推进原则

医院文化建设只是一个开始，医院文化体系的初步建立并不意味着医院文化工作的结束。医院文化管理的最终目的还是要形成具有无限潜力和能够在未来创造价值的核心价值观体系，这是一个艰苦、持续的过程，不可能一蹴而就。文化的管理要有一个持续推进的过程，特别是医院文化中的行为制度、价值观、精神等方面，更需要持久的发展。文化管理必须层层渗透、不断强化、加深，文化的作用才能渗透在员工的内心。如果医院文化管理只靠管理者自上而下推行，是无法深入员工的思想和行为中的。文化管理必须动员全院员工积极参与、上下齐动、持续推进，才能进而推动全院文化氛围的改善、文化体系的完善以及文化价值的发挥。

3. 常态化管理原则

一些医院的文化管理未将医院文化管理真正融入医院的日常管理中，导致这种现象出现的原因有两点：其一，管理者对医院文化管理存在认识误区，认为医院只需要把医院文化建设好，自然就会发挥出文化的功效。其二，医院把主要精力放在医院的日常经营中，更关心能否在激烈竞争中创造更多的经济价值。实际上，医院文化需要通过常态化的管理来不断锤炼和加深，既加强在员工心中的认可度，也加深患者和社会民众对医院的文化认同；同时，文化的价值也需要在常态化管理中不断释放出来。因此，医院文化管理需要遵循常态化管理的原则。

4. 可操作性原则

医院文化管理要本着求真务实的原则，充分考虑自身的实力、外界的承受能力、员工的素质状况和社会的感知程度等因素，特别要注意医院文化建设的规模、方式、方法、步骤等技术上的可操作性，突出医院文化的个性特色，形成统一的、系统的医院文化体系。同时，积极推进医院文化的创新，积极引进科学的文化运作、管理经验和方法，强化人本管理，培养团队精神，树立奉献精神，启发和挖掘员工的潜能，充分调动员工的能动性和自觉性。有效整合医院员工各方面资源，在医院内部建立起适应时代要求的价值观念，实现社会价值和个人价值的统一，不断提升医院文化的建设水平，使医院文化逐步成为医院赖以生存和发展的重要根基，成为反映医院综合实力的重要标志。

在医院文化管理中，还可以通过研究医院改革趋势，结合医院的发展历史、自身的成功经验、行业标杆、发展战略、价值共享度、社会期望等因素来进行系统的总结梳理。这一总结梳理的过程，就是全体员工解放思想、更新观念、统一认识的过程，这一过程不仅有助于医院文化理念体系的形成，也更利于把其他医院的先进经验转化成医院可操作的实践参考。

（二）医院文化管理的内容

医院文化的三个层面内容，即物质符号层、精神理念层、行为制度层，在初步建设完成后，仍需要大量的管理工作来使成果得以巩固和加强。文化管理的目的就是将医院文化的各个要素落到实处，并通过系统、有效、常态地管理来使医院文化在医院日常工作中发挥持续的作用。

1. 物质符号层文化管理

物质符号层文化是医院实力与影响力的具体体现，也是医院树立良好形象的物质保证，是医院文化建设和文化管理的重要基础，医院物质符号层文化的管理主要包括对医院内外部环境的管理，对医院形象的维护和管理，对医院识别系统的管理和运用以及对医院硬件设施的管理，等等。医院物质符号层文化的管理必须坚持常态化管理的原则。游击式的管理并不能够保证物质符号文化充分发挥其外显、宣传、教育等的影响作用。对于医院的硬件设备要常维护、常更新；资料系统要定期做好归档、整理；对于医院的识别系统，要充分挖掘其价值，最大限度地发挥识别系统的作用。

2. 精神理念层文化管理

医院精神理念层文化的管理过程实际上就是医院精神理念层文化培育和实施的过程。医院精神理念层文化要在培育中实施，同时又要在实施中培育，其培育和实施的途径如下。

（1）营造文化氛围。文化氛围对于医院内部员工和患者都有极大的影响力。要营造医院的文化氛围，一方面要不断进行教育；另一方面需要舆论宣传。可以通过丰富多彩的文化活动，如唱院歌、举办院史竞赛、办院报、图片展览等方式，或者通过对外的媒体、宣传教育等，营造一个积极、健康的环境氛围，使医院的文化符号和精神理念能够深深植入员工的内心，对外可以影响患者和公众，使他们充分感受医院的文化魅力。

（2）思想政治工作与医院精神理念层文化教育的结合。我国公立医院的思想政治工作具有优良的传统，将医院的思想政治工作与医院精神理念层文化的培育和实施相结合，可以引导医务工作者形成健康良好的世界观、人生观、价值观，同时又能够将医院文化的精髓植入每个人的内心。

3. 行为制度层文化管理

医院行为制度层文化不能仅依靠制度的建设，更有赖于医院制度的健全、完善和实施，医院员工行为的塑造和维持，这些才是医院行为制度层文化的重要内容。行为制度层文化的管理可以从以下几方面进行。

（1）加强制度的健全和实施。医院规章制度是根据国家法律法规、从医院的实际出发，充分体现国家法律和社会道德精神而制定。在医院制度确定后，就要保持一定的稳定性，加强实施力度。只有能够落到实处的制度，才能够起到规范行为、培养良好作风的目的。但是，规章制度也不是一成不变的，医院制度应该在医院的实际情况发生变化时得到及时的修订、完善。制度的废除、修订、创新等，都要渗透到医院文化管理的日常工作中。

（2）巧用模范人物的带头作用。通过模范人物的示范教育作用，院长和院领导集体的以身作则等，引导员工的行为趋于规范，并能够自觉地向楷模和标杆看齐，这种医院楷模通过道德感染的力量发挥的带头作用，是制度以外的重要补充，往往具有不可忽视的力量。

（3）实施有效的奖惩机制。一套行之有效的奖惩机制是医院行为制度层文化的有力保证。奖惩的方式应多样化，奖惩不仅与金钱、物质挂钩，也要注意与个人荣誉、地位、尊严等的结合。通过有效的奖惩机制，可以对员工的行为塑造起到推动作用，同时加固医院制度对行为的规范作用。

（三）医院文化管理的模式

医院文化管理模式是将管理理念和管理对策渗透到医院文化建设全过程的现代化医院经营管理模式。不同的医院文化管理有不同的模式。每一家医院的文化都置身于一个复杂的生态环境中，民族文化背景、社会环境、医院内部人文环境就是这个生态环境圈中重要的三环，医院文化的管理模式也深受这三个生态环境的影响和制约。

医院文化建设初步完成后，实施和管理医院文化是一个长期系统的工程，需要医院领导和全体员工的通力协作，共同努力、共同建设、共同实施，通过挖掘文化传统，不断文化创新，形成文化品牌，是实现文化管理的具体方法和途径。没有任何一种医院文化管理模式是适用于所有医院的，即便是世界上知名的医院的文化管理模式，也未必适合直接嫁接到其他医院；即便是最出色、最资深的医院管理者，也不能轻易评判哪一种医院文化管理模式是最佳的。探索我国公立医院的文化管理特点和优劣势，挖掘和建设适合我国公立医院的文化管理模式，是我国公立医院管理者的责任。

对于我国公立医院而言，学习西方的先进管理经验固然是非常必要的。与此同时，也不能脱离国情。国外医院文化管理模式，在我国的文化土壤中，未必就能适合我国的公立医院。我国的公立医院一方面可以吸取国外先进的管理思路和经验，另一方面也要充分发挥中国传统文化和人文环境特质的作用，构建适合我国公立医院的管理文化和文化管理模式。

创建并实施医院文化管理模式是一项系统工程，需要医院领导和全体员工的共同努力。医院文化管理是一项艰巨而又复杂的系统工程，要循序渐进、逐步到位，体现由低到高、梯次递进的建设原则。医院因自身实力、员工素质状况等方面因素的不同，医院文化建设与管理的层次、步骤、方法和重点也各有独特的要求。医院文化建设与管理的基础是医院发展，医院文化管理的每个步骤和每项举措都必须与医院发展相关联，并能在医院发展的经营管理中显示其促进医院发展的独特效能。要在结合医院自身状况的基础上，制定实施医院文化管理的基本构想，之后再进行策划实施。因此，医院必须积极投入，加强教育培训，抓好对员工的普及教育，运用多种方式促进全体员工提高对医院文化管理的认识、理解并积极参与医院文化建设。通过医院制度文化，建立约束员工行为、规范工作程序的标准体系，树立员工正确的工作理念，实现硬管理与软管理有机融合的最优化和经济效益的最大化。

（四）医院文化管理的着力点

1. 医院管理者要提高文化自觉性

推进医院文化管理，前提是医院管理者的文化自觉。管理者在文化的执行过程中能否始终坚持文化主张，将文化管理理念设计好、建设好是至关重要的。因为管理者是文化管理的倡导者，也是文化管理的实践者和推动者。文化管理实践充满着各种各样的困难、问题、阻力与挑战，如果没有高度的文化自觉，不可能有效化解执行过程中的矛盾和问题，也不可能确保组织文化的可持续发展。作为医院文化管理者，要认清文化管理的大趋势，不断学习，努力提升个人的文化修养，提升对组织管理的认识和理解，从而推动组织快速发展，即通过文化变革管理，通过管理提升组织竞争力。

2. 凸显文化价值体系的个性与魅力

文化的价值贵在有个性，一种文化形态生生不息向前发展的最持久动力，莫过于体现该文化的内在精神及其个性。每一个医院都有自己独特的环境、条件、文化传统、发展目标等，在此基础上形成的医院文化也不尽相同。民族的就是世界的，个性化的就是品牌，个性化不仅是一个医院文化走向成熟的表现，更是其长远发展的内在需要。

3. 挖掘文化积淀，吸收传统养分

优秀的医院文化是激励医院进步和激励职工不断进取的巨大精神动力。许多公立医院拥有悠久的发展历史，自有其厚重的文化底蕴，在这些文化积淀中，有很多优良的文化传统值得挖掘、凝练、强化。因此，医院在进行文化管理时要自觉、自主地吸收文化传统中的养分，并植入文化管理的各个细节中去。

（五）医院文化建设与文化管理

"医院文化是富有医院自身特征的一种群体文化，是物质成果和精神成果的集中体

现"①，医院文化建设和文化管理两者虽然具有不可分割的联系，但是两者在目标、理念及实现手段方面均存在明显的区别。如若将文化建设和文化管理这两个概念混淆，不仅不利于对医院文化建设和文化管理的全面认识，在实际操作中也容易阻碍医院文化的发展和真正效能的发挥。

1. 医院文化建设与文化管理的区别

医院文化建设与文化管理是两个不同的概念，两者在定义、内涵、实现方法上均存在区别，厘清文化建设和文化管理的区别，有助于我们更好地理解各自的理念、内涵，也可以帮助指导文化建设和管理的实践。从某种程度上讲，医院文化建设和文化管理属于医院文化的两个阶段，但是两者并非时间上的简单分割，也不是文化内容上的分类，文化建设和文化管理两者是相互渗透、相互促进的。

医院文化建设是医院文化相关理念的形成、塑造、传播的过程，重点体现在"建"。公立医院的文化建设通常有一套自己的运作套路，在某些方面借鉴和采用了思想政治工作的模式，如搞文化征集、树口号、设计医院形象标识等，这也是我公立医院和西方医院文化建设所不同的方面。但是，如果仅认为医院文化建设就是设计医院标识，树立几个振奋人心的口号，树立几个道德楷模员工标杆，显然是片面和不足的。

医院文化建设既包含"物"的建设，也包含"人"的建设。"物"的建设主要包括对医院物理环境和人文环境的打造，如医院建筑的空间布局，门诊、科室、病房的布置，医院道路和绿化的建设，宣传公告栏的设计，标识系统的设计和使用，医院纪念品和公共关系品的打造，文化传播网络的建设，等等。而"人"的建设则主要针对医院员工的价值信念、行为规范等，主要包括树立医院品牌形象，制定相关管理制度和操作规范，塑造医院员工价值信念，形成员工行为规范，树立文化楷模，搭建医院文化传播平台，等等。总而言之，医院文化建设的重点就在于一系列"建设"的过程，建设强调的是从无到有的构建、培养和塑造。

医院文化管理是指医院文化的梳理、凝练、深植、提升的过程，其重点主要体现在"用"。医院文化管理是医院管理中的一个重要环节，因而牵涉医院管理的各个层面，既包括横向的医院战略规划、组织架构、人力资源、医院流程等职能方面，也关联医院上至最高决策层、下至普通员工管理的纵向方面，还涉及医院各医疗、医技、行政部门、室、办等序列方面。医院文化管理不仅仅需要整体的统一和同步，还需要分别考虑不同层面的差异性。只有这样，才能体现医院文化管理的整体价值。

和医院文化建设相比，医院文化管理对"人"的因素需要考虑更多。因为管理离不

---

① 景秀京，陈艳才. 对医院文化建设的构思与实践 [J]. 中国卫生事业管理，2012, 29 (10)：743.

开"人",医院文化管理的本质就是人本管理,以人为本,也是科学发展观的本质。强调文化管理中"人"的因素,就是要在文化管理的过程中,以人为服务对象,以人为工作主体,解决人的需要,强化人的合作,突出人的智慧、思想、道德、精神等因素在医院管理中的重要地位。

从时间进程上讲,医院文化建设往往集中在医院文化体系形成的初期,而医院文化管理则渗透在医院文化体系搭建起来之后的日常管理的方方面面。医院文化建设,特别是"物"的建设方面,在一开始往往没有融入很多医院文化的元素。文化管理的作用就在于将医院文化中的元素渗透到医院文化建设的成果中,进一步加深文化烙印。

医院文化建设从本质上讲,应该是文化管理的一部分,文化建设中应当蕴含文化管理的思想,从文化建设最开始的顶层设计上就应该融入文化管理的理念,并把文化管理的方法和内容体现在文化建设中。

2. 医院文化建设与文化管理的联系

医院文化建设与文化管理既存在明显区别,又有不可分割的联系,医院文化建设和文化管理的联系主要表现在以下几个方面。

(1) 根本价值和目的是一致的。医院文化建设和文化管理从本质上来讲,都是对医院文化的操控和运用,其目的都指向医院的核心竞争力。医院文化是医院核心竞争力的重要且主要的来源。医院文化建设可以构建先进的医院文化,文化管理则使文化的效能进一步得到更好的发挥和运用。通过文化建设和管理塑造强大、优秀的医院文化,可以帮助医院不断积累文化资本,增强医院的竞争优势,最终促进医院的全面、协调、可持续发展。

(2) 都是医院自主的组织行为。医院文化建设与文化管理都是医院主动的组织行为。医院文化虽然是一种客观存在,但是管理者可以通过发现、掌握和遵循医院文化变化和发展的内在规律,主动地构建、改变和发展医院文化。通常优秀的医院文化不仅是历史累积自然形成的,而且往往在发展中融入了大量人为塑造和调控的结果。因此,医院文化建设和文化管理,就是这种医院主动把握医院文化的发展方向以及变化规律的组织行为,使医院文化可以从一种自然存在变成一种贯穿医院自主意识的存在,实现文化的自觉性和自信性。

(3) 都是医院发展战略的重要组成部分。医院文化和医院的医疗、服务、日常运营活动息息相关,因此,无论是医院文化建设,还是医院文化管理,都不是医院孤立的管理行为,而是医院发展战略的重要组成部分。医院文化建设和文化管理应该围绕医院的发展目标和战略规划进行。

（4）文化建设和文化管理是一个持续的过程。文化本身具有较强的稳定性和连贯性，文化的这种特征决定了医院文化的变化不可能是瞬息万变的，而是持续的动态变化。所以，进行医院文化建设和文化管理不能割裂医院文化历史传统，在文化建设和管理过程中也不能急于求成，一蹴而就、一劳永逸的思想都是不可取的。医院文化建设顶层设计的完成并不意味着医院文化就此落地生根；反之，在随后的文化管理过程中，更加需要持续不断的投入和努力。

3. 医院文化建设到文化管理的实现

医院文化作为医院整体环境的一个组成部分，是在传承传统医德文化伴随现代医院文化理念，借鉴患者的文化诉求的基础上形成和发展起来的，是一种具有独立行为特征和内涵、与社会文化同步发展的全体文化。文化建设是一个长期的不断积累的过程，它的建立需要医院全体员工长期共同的努力。但是，仅有医院文化建设是不够的，难以满足医院管理的需要，因为文化建设下进行的一系列举措，在一定程度上还是形式化的，尚未达到解放医院文化生产力的高度，更难触及医院的精神内核和医院发展的最终目标。因此，它还需要在适当的管理体系中，将文化进一步深化、内化，将文化真正地融入医院管理中，最终把文化的价值运用和发挥出来。

因此，文化建设只有走到文化管理阶段，才能把医院文化的效能真正发挥出来。文化管理是在医院文化的引领下，匹配医院战略、人力资源、医疗、护理、医技等管理模块的管理活动，它最大限度地丰富了医院管理的文化内涵，提升了医院管理的文化品位，实现了医院管理的本质升华。文化管理由高层传达核心价值观的信号，围绕核心价值观从医院最关键的问题着手，展开战略、架构、人力、流程等各个关键环节的调整，从而进行医院系统的变革。如变革医院的软件以带动硬件的整合，就诊流程、临床路径的优化，不仅旗帜鲜明，而且对每个员工的影响深远。

医院文化建设迈向文化管理，必须从医院内涵建设入手，以文化建设促文化管理，以文化管理发展文化建设。因此，要从以下几个方面做起。

（1）立足实际，培育核心价值观和医院精神。精神文化是医院文化的核心层，是决定医院制度文化和行为文化的根源所在。首先，要提炼出适合本院发展需要的价值观念，引导员工树立正确的竞争观、效益观和发展观。其次，要充分尊重员工的利益。医院要视人才为医院的第一资源，善待员工，坚持以人为本、共同成长的准则。在确立全体员工的共同信念和准则时，要充分尊重员工的价值观和愿望，保证员工与医院共同发展，实现共赢。最后，采取生动化的宣传和学习方式。例如，树立良好的领导干部形象，发挥先进人物的示范作用，开展形式多样，内容丰富的文化活动和新颖的团队培训，营造积极健康的文化氛围，以及加强与员工的沟通交流等。

(2) 牢固树立"以病人为中心"的服务理念。要把牢固树立"以病人为中心"的价值取向和服务方向作为目标和根本任务。始终围绕"以高超的医术救人，以高尚的医德感人，以良好的行为准则回报病人"来实施，把正确的价值观、服务理念贯彻到医院战略决策中，落实到医院的全部医疗经营管理中。树立"以病人为中心"的服务理念要从改善医患关系，强化医患沟通入手。要学习运用医学、心理学、社会学、人类学、行为学和语言学等多方面的知识，研究医患之间的信息传递，使医患双方都能准确地表达自己的思想及正确理解对方，以取得最佳疗效。

(3) 培养和造就一支优秀的医院管理者队伍。文化管理是一种高层次的管理，必须要有一支优秀的医院管理者队伍。优秀的医院文化与优秀的医院管理者是相辅相成的，优秀的医院文化必然是在优秀的医院管理者的重视和参与下创建起来的。首先，要在管理人才培养的机制、体制上下功夫，使优秀人才有平等的机会参加竞聘，建立能够使优秀的医院管理人才脱颖而出的选人、育人和用人机制。其次，在选人用人的方式上实行公开化，建立人才管理新机制，在人才的使用中做到选人用人程序化和规范化。通过建立有责任、有激励、有约束、有竞争、有活力的管理运行机制，调动管理人员的主动性、积极性和创造性。最后，人才资源管理趋向柔性化，构建起具有凝聚力的管理群体，明确每个成员在实现群体发展总目标过程中的角色作用，协调成员间个体发展的相互关系。要有爱才之心、求才之情、用才之术、容才之量、育才之行和举才之德。

(4) 加强医务人员的素质，重视人才建设。医务人员是医疗服务的主力军，提高医务人员的素质，是医院文化建设的关键和重点。同时，高素质的医务人员对医院文化建设起着推动和促进作用。因此，医院要关心医务人员的学习、工作和生活状况。从关心医务人员的每一件小事入手，提高医务人员的生活水平；鼓励医务人员参加学习培训，积极为医务人员提供学习机会，提高自身医疗水平。同时，要注重医务人员的医德培养，使医务人员通过加强思想道德教育增强责任感，明确工作目的和意义，树立全心全意为患者服务的思想。积极营造有利于人才成长的氛围，激发职工的创造力，鼓励职工积极创新；制订人才培养计划，建立培训体系，完善各级各类专业技术人员的年度学习和培训制度；对一些业务突出的优秀人员，要从财力、物力方面大力支持，努力造就一支有影响力的专家团队。

医院文化是医院在自身发展过程中形成的以价值为核心的独特的文化管理模式，是一种以实现自我价值、提升医院竞争力的文化力量。从内涵上来说，文化建设与文化管理属于医院文化的两个阶段。从外延上讲，文化管理涵盖了文化建设，其核心是以人为本的管理，通过共同价值观的培育，在医院内部营造一种健康和谐的文化氛围，使全体医护员工身心融入医院的总目标,变被动管理为自我约束,在实现社会价值最大化的同时，也实现个人价值的最大化，促进医院健康、协调、可持续发展。

无论是医院文化建设还是医院文化管理，都需要医院领导者、全体员工和患者共同参与，仅有领导者自上而下推行的文化建设与文化管理是缺乏基础的，这也就注定不能充分发挥出文化价值的作用。只有领导者、医务工作者上下齐心，将先进的管理理念、高尚的医德医风、正确的价值观、科学的思维方式、规范的行为模式逐步内化，融入医院各个岗位和员工的精神气质和日常行为中，渗透医院管理和运营的各个节点中，医院文化才能真正落地生根，开花结果，发挥强大的文化作用力。

二、医院文化管理的创新探索

（一）医院文化管理面临的挑战

医院文化管理创新可以理解为医院在进行文化管理工作的过程中，创造新的医院文化，或是赋予医院文化新的特质；采用一种新的文化管理手段进行医院管理，或是进行资源的重新分配、整合资源优势；开辟新的医疗市场；对医院成本进行控制，重新设计绩效方案；实现一种全新的医院文化组织或医院集团化等。在这个充满创新与变革的大时代，医院文化管理创新是医院客观情况不断变化发展的要求，也是时代的热切呼唤。医院文化管理创新面临的挑战主要有以下方面：第一，新产业的挑战。健康服务业将成为我国医疗卫生事业未来一段时间内的一个重要的新产业。第二，新医改的挑战。随着新医改的逐步深入，医疗市场竞争日趋激烈，如何统筹各种资源，变挑战为机遇，使医院社会效益、经济效益和技术效益相统一，在竞争中谋生存，在生存中谋发展，这很大程度上取决于医院的文化管理，特别是适应医院内外形势变化的医院文化管理创新。第三，新医疗服务的挑战。一是要充分认识医疗服务的新内涵，如医疗服务人性化、医疗服务差异化、医务社工、医疗服务持续改进等；二是要关注以信息化为载体的医疗服务方式的变化，如诊疗方式、就医流程等的变化。

（二）医院文化管理创新的特征

医院文化管理创新具有以下特征：

第一，以人的积极性、主动性和创造性为前提，一切与创新相关的管理活动都是为了调动全体员工的主动性、积极性和创造性；

第二，过程是重点，包括医院一切工作中的控制、管理活动，无论是高层战略规划发展的制定过程，还是基层战术具体实施的控制过程，都融入医院文化管理创新的理念和方法；

第三，效益是标准，如果创新成本过高且效益低下，创新就处于一种失效状态，医院文化管理创新就是针对医院效益差或不高而进行的相应变革；

第四,服务是基础,医院是服务行业的特色项目,更加注重服务质量,是为了满足患者的特定需要,无法满足患者的需要,其服务质量就不复存在。

(三)医院文化管理创新的策略

1. 培育执行力文化

目标的实现有赖于有效执行,没有执行,一切都是空谈。执行力是通过一套有效的系统、体系、组织、文化或技术操作方法把决策转化为结果的能力。执行力就是一个组织或团队贯彻决策意图、完成既定目标的操作能力。医院执行力文化是在医院经营管理中,围绕提高医院的执行力而逐步形成和发育起来的日趋稳定的核心价值观和共同理念,以及在此基础上生成的行为准则、规章制度、团体意识等,即医院执行力文化就是将执行力作为所有行为的最高标准和终极目标的文化。

医院执行力文化是医院文化的一个分支,是一种先进的、积极的医院文化。医院执行力文化是一种以执行为导向的医院文化,能促使医院员工的行为朝着高执行力的方向转变,提升医院整体执行力,从而推进医院战略目标的实现。医院培育执行力文化可以从以下几方面着手。

(1)树立执行力文化理念。要想提升医院的执行力,塑造成一个执行力组织,树立执行力文化理念是至关重要的。只有加深对医院执行力文化的认识,才能更好地指导医院的各种管理行为及服务行为。因此,医院要进行观念转化:同样技术,比效果;同样效果,比费用;同样条件,比便捷;同样质量,比信誉;同样服务,比满意;同样医德,比医风;同样目标,比执行。通过自上而下进行影响,树立医院执行力文化理念。

(2)营造执行力文化氛围。良好执行力文化的形成归功于长期熏陶和潜移默化。营造适合医院发展的执行力文化氛围可以从三个方面进行努力:一是院长高度重视执行。院长的行为是医院行为的标杆,院长的行为方式是形成医院执行力文化创新氛围的根本,这就要求院长要具备学习、创新、变革的能力。二是进行情景干预。医院执行力文化的理念往往有一定的物质表象,如口号、标识、歌曲、活动等。这启示我们可以在员工生活的各个环节,进行执行力文化氛围的营造,强化员工执行力。三是进行行为监督。奖优罚劣,对优秀员工行为加以关注、表扬、立标杆。

(3)强化执行力过程和控制。再好的决策、制度和办法,如果没有通过执行力控制落于实处,就会成为一纸空文。强化执行力过程和控制可以从以下几个方面来进行:一是必须完善机制,明确责任主体和职责,细化量化岗位操作标准,做到人人有责任、人人有标准、人人有压力;二是培养员工良好的工作习惯,做到不拖拉,不懈怠,变被动为主动,把执行变成自觉行动;三是通过激励手段等控制执行中的各个环节,倡导和激励好的行为模式并形成带动效应；四是注重质量，关注细节，及时纠错。

2. 关注精益文化

精益思想作为一种普遍的管理哲理，从精益生产延伸出精益建筑、精益服务、精益物流、精益编程以及精益医疗等概念，精益的应用取得飞速发展。精益管理旨在实现持续改进活动，强调顾客的满意和系统的集成。20世纪90年代后期，精益思想作为一种普遍的管理哲理在医疗保健领域传播和应用，并在近年来有快速的发展，延伸成为精益医疗。精益医疗的基本原则是关注患者、注重价值、缩短治疗及相关作业时间。

精益医疗已逐步成为一项全球性的活动，精益管理方法在医疗领域的成功应用，将对革新医疗组织的核心理念起到巨大的推动作用。内涵式发展是公立医院改革的正途，如何将以围绕患者价值和患者满意为导向的精益管理提到深化公立医院内部改革和持续发展的重要位置上，精益医疗势必将成为我国现代医院管理的新命题。但对于我国医院实现精益医疗模式，并不断推进与持续管理，世界上并没有现成的经验可以借鉴。随着健康观念的改变和医学模式的转变，我国医院探索精益医疗管理体系的系统构建与实践应用，对深化公立医院管理机制体制的创新、提高服务质量和运行效率具有重要的理论与现实意义。

3. 重视科室文化

科室是医院的基本单元，是发挥医院整体功能的基本结构，科室建设和医院一样需要文化的支撑和"哺育"，需要良好的科室文化。科室文化是科室在长期的医疗活动和经营管理实践中形成的具有自身个性的，为全体员工所奉行和遵守的价值理念、经营哲学、共同信念和行为准则。

科室文化在科室管理中的作用越来越受到重视，它从文化的角度来考虑管理行为，充分尊重人的价值，利用共同的价值观、信念、和谐的人际关系以及积极进取的精神来达到管理目标。科室文化是引领和促进科室持续发挥其职能、作用的指南或动力，与医院核心文化是相统一的。医院科室文化具有凝聚、导向、约束、激励的作用。科室文化是科室的灵魂所在，它渗透于科室一切活动中。科室文化是医院文化的辐射和延伸，是医院文化的重要组成部分，既具有医院文化的共性，也具有科室自身的特性。科室文化的结构应包含以下几方面。

（1）积攒多年的文化元素。文化元素主要是指经过多年积累，在团队中业已形成的文化理念、思维方式、文化符号、特征行为。如广东省中医院急诊科在医院文化的感召下，科室结合急诊工作性质和人员特点，确定了"光"文化作为科室文化标志，全科室在医疗实践中践行并充实"光"文化的内涵，切实以文化建设有力地推动了科室建设。广东省中医院急诊科在落实"光"文化的内涵时,始终以急诊患者为中心,把文化的力量展示在服务中,"光"文化有以下方面的重要内涵。

第一,"光"速极快,代表"迅速"。急诊患者病情急,变化快,需要医护人员反应速度快,无论是"120"急救出车还是安全转运均要"快",更需要抢救措施实施"快",患者病情康复"快"。

第二,"光"是热量,代表"温暖"。广东省中医院是一个温暖的大家庭,急诊科是一个温暖的小集体,广东省中医院急诊科的全体医护人员把在这个医院大家庭、科室小集体中感受到的温暖,带给来到急诊科的所有患者,不管他们是急危重症患者还是普通患者,无论他们的社会身份与经济能力如何,所有的患者都能得到医护人员温暖的帮助和高水平的医疗支持。

第三,"光"普照大地,代表"全面"。急诊的大门24小时开放,所提供的急救服务是全天候的;急诊的患者来自四面八方,所提供的医疗服务惠及广州乃至全国的患者;急诊是专科也是全科,只要是来诊的患者,急诊科都能为其提供良好的急诊急救服务。

(2)医院的核心价值体系。科室文化是医院文化的子文化,必须服从于医院核心价值体系。医院核心价值体系也必须在科室文化建设过程中得到充分的体现。如同医院文化理念一样,科室文化理念体系也必须具有以下特性:①系统性,即以使命、愿景、精神、信条为核心理念,各部分互相支撑,互相补充;②继承性,即汲取中国传统文化的精华以及医院文化的核心价值理念;③针对性,指每一个理念都具有很强的针对性,而不是凭空杜撰;④前瞻性,注意与学科发展的战略规划相结合,结合自身需要,借鉴国内外最新的管理理念,着眼未来进行理念创新;⑤独特性,指语言表达形式的独特性,力求简洁,通俗而富有文采。

(3)传统文化的瑰宝。祖国的优秀传统文化,对科室文化建设有很大的指导意义,对提高医务人员的人文素质大有作用。例如,儒家刚健有为的精神,来激励发愤图强;学习儒家"公忠"为国的精神,增强热爱祖国的情怀;弘扬孔子"仁者爱人"的品德,爱病人,爱同事,学习儒家的气节观念,培育自尊、自强的独立人格;此外,墨家的"兼爱""尚贤""节用"等思想,都对科室文化的形成发挥了积极的作用。

当今世界,医院执行力文化、精益文化、科室文化逐渐被广泛应用到医院实际工作中,并起到积极作用。引入执行力文化、精益文化、科室文化可以创新医院文化建设和文化管理,丰富医院文化的内涵,激活医院文化的内在活力,为医院可持续发展提供原动力。

第十章 医院运营管理的提升

第一节 医院流程管理

"医院流程管理是现代医院管理的一个新视角"[①]。流程管理（Process management,PM）又称业务流程管理或企业流程管理（Business Processsma Nagement,BPM），它是20世纪90年代企业界最早提出的一种新的管理思想和方法。作为现代企业管理的重要方法和技术，流程管理在提升企业业绩和满意度等方面发挥较大作用，并受到管理者和企业界的普遍关注。面对不断变化的需求和激烈的市场竞争环境，许多医疗机构也开始尝试应用流程管理理念来改善服务和管理。深刻理解和思考流程管理理念和内涵是医院成功运用流程管理的基本前提和重要保证。

流程管理是以持续提高效率为目的的一种系统化管理方法。流程管理强调规范化、流程化、持续性和系统化，形成一套"认识流程、建立流程、优化流程、流程自动化、运作流程"的体系，并在此基础上开始一个又一个"再认识流程"的新循环。通过对"过程"的控制和专业化管理，从而达到预期目的和效果。流程管理的基本思想：①以业务流程为中心，强调流程的整体性；②突破原有的思维定式，对业务流程进行规范化设计；③引导顾客至上的经营理念，建立优质服务的竞争优势；④实行以人为本的管理，让员工成为复合型人才，并对员工授权；⑤强调规范化、持续性和系统化，强调经营流程间的相互匹配和对所有流程的总体规划。

一、医院流程管理的重要作用

第一，服务意识增加。流程管理将改变医院以往只对任务、领导和局部负责的局面，转向对整个流程、最终目标和病人负责。在为病人服务的同时实现医院价值的增加，并

---

① 赵宁志，宁兰文，曾学云，等.医院流程管理理论的实践应用探讨[J].东南国防医药，2011，13（5）：465.

根据绩效决定奖励。由此,提高医院效率和效益,为医院的战略目标服务。医院增强服务意识从流程着手,把病人的需求作为出发点,简化流程或由医院提供专门的服务人员替病人完成各个窗口的手续,从而提高服务质量。

第二,竞争优势明显。流程是医院竞争优势的体现和来源,关注流程各个环节的管理对打造医院品牌,提升竞争力具有重大的现实意义。在流程管理中根据医院战略设计独特的经营活动和经营模式,使经验和知识得到积累和继承,形成医院自身的最佳实践并持续提升,以降低医疗成本,提升竞争力。竞争优势明显主要体现在:①梳理:工作顺畅;②显化:建立工作准则,便于查阅流程、了解流程、工作沟通、发现问题、复制流程、医院对流程的管理;③优化:不断改进工作,提升工作效率;④监控:找到监测点,监控流程绩效;⑤监督:便于上级对工作的监督。

第三,工作效率提升。不断提升内部运作效率,通过流程管理持续优化内部运作,根据流程理顺结构,明确角色及职责,使工作有序运用;明确流程的责任人,将工作和任务结构化;对流程的关键点规定效率、时间的要求;建立信息系统,实现信息的集成与共享,最终目的就是追求效果和效率。

第四,管理水平提高。医院流程管理可借助专业化管理工具,对环节进行控制,按程序化、标准化、信息化去衡量、管理;便于及时改进和纠正,较好地适应突发事件的发生;有利于分工与协作,发挥团队作用。管理水平提高主要体现在:①指导员工作用。无论是新员工还是老员工,无论是新工作还是旧工作,都可以借鉴流程进行学习、交流和指导。②分析和优化的控制工作。管理者可了解医院层面的价值链形成情况,也可了解单项产出的每一具体工作环节。而且不仅局限于了解,还可以对合理性进行分析、对各项工作进行优化、记录、评价和控制等。③管理者能够明确最终产出和了解实现产出的各个环节,也就容易对工作进行设计和优化。

二、医院流程管理的主要原则

第一,领导带头。领导意味着推动、促进和发起流程管理活动,而管理则是控制和指导干预活动。医院管理者负责减少流程管理中的影响,减轻医院内反对改变流程的人所设立的各种阻力。

第二,以人为本。医院流程管理的成功或失败取决于医院内部的人。因此有必要理解和预测员工的期望、情感和行为,包括对变革的抵抗和害怕现象的管理。

第三,注重学习。流程管理实施前需要做周密准备,流程的变化会影响员工岗位的设立,为保持组织稳定,营造终身学习的医院文化,使员工获得复合技能并持续提高。

第四,持续改进。医院要创造一种变革文化氛围,使流程管理工作能够持续进行下去,从而使医院能够适应不断变化的环境因素。

第五,加强沟通。对于基于病人价值链的医院业务流程管理而言,沟通是一个关键因素。必须建立包括所有利益相关者、员工和病人,甚至社区在内的沟通计划和相关机制。

第六,做好评价。基于病人价值链的医院流程管理,需要采用同病人期望相符合的测量指标来进行绩效的测量和评估。

三、医院流程管理的内容

医院流程管理的内容包括:规范流程、优化流程与再造流程。在整个医院流程管理中,要打破各职能范围之间的影响,对于比较优秀且符合卓越流程观点的流程进行规范;对于存在冗余或消耗成本环节的流程进行优化;对于完全无法适应现实需要的流程进行再造,从而减少医院管理层次与无效环节,缩短流程时间,提升医院品牌和竞争力。

四、医院流程管理的步骤

医院流程管理的步骤包括:界定核心流程—评价核心业务流程状况—找出核心流程的薄弱环节—优化流程—建立流程团队—设立团队负责人—绘制流程图—流程试运行—流程正式运行—负责人督导执行流程,保证流程正常运行—再次评估流程,发现问题。如此循环,并根据顾客需求不断优化流程。

五、医院流程管理的具体程序

第一,设计医院流程。流程再设计的核心是设计流程的输入和输出,以及输入和输出的过程。在流程分析和识别再造的基础上,围绕流程再造的目标和使命,系统清除存在的约束,提高医院运行的绩效指标。

第二,实行模拟分析。在现实环境中模拟新的流程,同时进行定量定性分析,集中检验新流程的性能。

第三,改善采用团队管理方式。改善采用团队管理方式分为四个阶段:第一阶段,确定需要改善的关键流程;第二阶段,分析现有流程;第三阶段,改善流程;第四阶段,实施流程改善方案。

六、医院流程管理的实践应用

第一,在医疗服务流程上应用。医院向病人提供各种医疗及相关服务的先后次序,与病人关系最密切、最直接的流程。医疗服务流程是医院最核心的流程。它也有核心流程和辅助流程之分,医院门(急)诊、辅诊、临床等诸方面的流程都是核心流程。

第二，在疾病诊治流程上应用。由医务人员执行，直接影响医务人员的工作效率和医疗质量，如某病种的诊疗流程和临床护理流程等。流程管理就是要求制定出最合适的诊疗路径，使医疗工作具有统一的诊疗标准和流程，医疗行为更加规范。

第三，在行政管理流程上应用。由管理者执行，影响管理效率和质量。行政管理流程遍布临床科室的职能科室，是医院内部管理流程，相对于医疗服务流程来说，行政管理流程只作为辅助流程，主要有质量控制、医疗费用和药品管理流程等。

第二节 医院品牌效应的树立

一、延伸医院品牌效应

"医院品牌效应是指其所具有的潜力和应用价值，可分为对内效应和对外效应[1]"。品牌是一种财富，属于无形资产，产生品牌效应以后，能为拥有者带来与同行的竞争的力量，能给拥有者带来极大的收益，其根源在于消费者对品牌形成信任，对其产品以及服务的高度认可。医院的品牌在于医院的规模、器械、医疗、文化，而最主要的是它的医疗技术和服务质量。推进医院品牌建设，进行市场定位，对患者给予良好的医疗服务，经常性地举办健康讲座之类的公益性活动，陆续提高自己的服务标准，言行一致，注重承诺，升华品质，提高医院的社会地位和声誉。弘扬医德，发展专业特长，打造温馨的医疗环境，提供放心的医疗服务，合理的甚至是低廉的收费，无与伦比的医疗技术，和谐感人的文化理念，获得大众的赞誉和选择。经营中需要将"以人为本、关爱生命、医患和谐、诚信服务"作为核心的服务理念。

（一）医院品牌建设价值

医疗环境舒适，专业特长是行业的巨擘，及时、热情、周到的服务，合理的收费，长此以往，自然能够扩大影响，产生一定的社会知名度。患者根据品牌有了他的价值取向，众望所归，放心求治，充满信任。品牌具有独特性、同一性、领先性、持续性等特点，拥有品牌效应与口碑，意味着高水平超质量的医疗服务，信誉卓著，持续发展，就可以成为强势品牌，在医疗市场占据重要位置。

---

[1] 陈卫琴，王中越，冯全林. 基层中医院品牌效应的影响因素分析与战略探索[J]. 中国基层医药，2012，19（19）：3012.

随着经济发展，市场对医院提出了新的要求，有强势品牌的医院竞争力强，病人极其满意，对品牌医院充满期待，是病人的首选，在市场上处于有利地位。病人在逐渐熟悉医院的过程，对医院产生了解、信赖、满意与认同，形成了医院品牌扩散和传播的过程。医院的品牌是巨大的财富，不能够用金钱来衡量，是医院核心竞争力的体现，价值无量。品牌形成是一个长期的过程，只有始终如一，尽心尽力树立、建设、拥有和保护医院品牌，才能在市场竞争中保持有利的地位，取得更好的社会效益和经济效益。

（二）医院品牌准确定位

品牌定位需要进行市场分析，研究自身和市场需求之间的关系，找准自己的位置。医院要根据自身的市场占有率、服务特点、专业方面的技术力量、服务能力，或采取市场领导者策略、或采取发掘战略、或采取跻身战略、或市场跟随战略，取长补短、扬长避短，突出自己的特点，树立卓然不同的形象，利于医院发展。

（三）注重医院品牌文化

医院品牌的核心在于医院文化。发展医院文化，重视素质的提升，讲求医疗质量的提高，争取让患者、家属、社会都能够满意，就赢得了信誉，获得了品牌收益，这样的做法成本低廉，可获得更高的溢价。品牌的形成需要始终如一，不断提高，才能脱颖而出，吸收更多的人才得到发展。

二、奠定医院品牌基础

医疗工作作为一种专门的职业，是一种高尚的、有一定技术水平的职业，通过治疗护理和预防护理为人类、给病人提供健康的理念、正确的知识，让病人得到健康，乃至能够做到防患于未然，完全护理的使命。由于病人的病情不同，年龄各异，素质不同，性格也大相径庭，这些使治疗工作有很大的难度，这就要求医疗人员具有优秀的品格，不怕苦不怕累的精神，具有高尚的情操，具备超人的觉悟和一流的人道主义精神，热爱本职工作，不怕疾病的传染，对各种疾病的复杂情况能够及时、妥善处理，对病人呵护备至，对各种复杂的情况了如指掌，对意外泰然对待、应付自如，在技术上严格要求自己，不断地精益求精，力求提升治疗技术，将理论与实践相结合，为医疗事业贡献力量。

三、利用医院品牌辅助

（一）数字化医院的充满便利

数字化医院的建设，为临床护理、监测提供了广阔的发展空间，充分利用呼叫器联络，减少来回走动，节约时间、节约人力，提高工作效率。分析病人病情时，通过电子病历及其连接的意为影像归档和通信系统(PACS)和检验系统,及时准确了解病人的病情变化,CT/MRI影像学改变及检验结果,从而详尽地掌握病人的临床诊断的依据和鉴别诊断、治疗的原则、相关辅助检查的临床意义,加强了医疗和护理人员从理性至感性的认识,为医疗和护理人员提供了丰富的临床学习内容,提高了服务质量,能够防止差错,确保安全。

(二)发挥临床护理的能动性

电子病历的高效性,使绝大部分医师喜欢书写电子病历,但电子病历提供的模块和文件复制粘贴功能也给工作带来了不利的影响,如疾病诊断思维的停滞,疾病独立分析能力的减弱。通过电子无线查房临床医师能根据查房时获得的病人实际状况,及时修改病历,纠正病历中存在的错误和不足之处,并告知修改的理由,做好病历书写的内涵质量控制,强化知识理论,循序渐进引导实习医师的观察能力、理解能力、分析能力及逻辑思维能力。从而打造个性化的电子病历。

(三)充分激发出工作的动力

病人的病历主要由临床医师、进修生和住院医师书写完成,电子病历的应用,节约了书写病历的时间,医疗、护理人员能有更多的时间接触病人及进行其他操作。电子病历中的在线"知识库",可以辅助合理用药,辅助诊断和治疗等,加强了理论联系实际,达到"事半功倍"的学习效果。电子病历的查询统计功能使一份病历不再仅仅是单纯的病情记载。工作人员可以通过病历数据间的纵向和横向联系比较发现事物的联系,培养临床科研思维能力。电子无线查房提升了医院信息管理的水平,成为国内外医疗行业信息化建设的热点,同时也为医院的品牌形成有一定的推动作用。

总而言之,医院服务品牌至关重要,决定着医院的发展兴衰。医院的工作人员,要不断研磨、反思和学习,为医院的发展建设贡献自己的力量。

第三节 医院服务质量的提升

探索并推行新型服务模式,是医院改革发展的重要举措。近年来,医疗市场竞争日益激烈,医疗机构规模不断扩大,在扩大医疗资源总量、缓解病患看病难题等方面发挥了不容忽视的重要价值。与此同时,也对医院的经营与发展产生了影响,其中,更加人性化的服务是民营医疗机构的优势所在。在这种情况下,医院如果想要提升自身的综合竞争力,就必须从医疗技术和服务质量等方面同时发力,通过提供无微不至的服务,提升患者和家属的满意度，构建和谐的医患关系，提升医院服务质量。

一、利于医院服务质量提升的创新内容

（一）服务观念的创新内容

了解病人诉求、提供人性关怀，是新时期公立医院应当遵循的服务观念。要树立全过程、精益化的服务意识，将服务意识体现在日常的医疗和护理中，向病患提供潜移默化的人文关怀。例如，对于需要住院接受治疗的病患，安排住院以后，要安排护理人员向病患及其家属讲解病房的各项设施，住院期间的注意事项，医院病房的管理制度等，让病患减少对陌生环境的恐惧，提高治疗的依从性；在住院治疗期间，医护人员除了帮助病人治疗疾病外，还应当时常与病患及其家属进行沟通和交流。向病人讲解病因，分析医院在治疗此类疾病方面的优势，告知陪护人员一些常规的护理技巧等。让病患保持乐观、开朗的心态，有助于提高治疗效果；在患者出院后，定期进行跟踪回访，及时提醒患者来院复诊。通过提供无微不至的服务，提升患者和家属的满意度，构建和谐医患关系，提升医院服务质量。

（二）就诊过程的创新内容

现代医院充分发挥信息技术优势，创新并简化就诊流程，既可以减轻医护人员的压力，降低人工成本，同时又能够向病人提供更方便、更优质的服务。例如，在医院门诊大厅设立电子显示屏（LED），由后台计算机控制，采用循环播放的形式介绍医院的专科优势、知名的坐诊专家、先进的医疗设备等，向病患展示医院的综合实力。还可以在大厅设置自助导航台，病患或家属可以利用导航台很快找到各个科室和病房。在自助挂号机旁边，安排1~2名医护人员，为病人提供操作指导。特别是一些老年患者，对这种自助机器、智能设备的操作方法不熟悉，通过现场指导的方式，既可以加快患者进行业务办理，缩减了排队时间，又可以为病患提供更加满意的服务。另外，在医院的急诊科室，还可以单独设立"绿色通道"为急诊患者争取宝贵的时间。引进"腕带识别"系统，根据病人疾病类型和危急程度，为其佩戴不同颜色的腕带。例如，一般患者佩戴黄色腕带，危重患者佩戴红色腕带，对危重患者实行"三优先"（优先就诊，优先检查，优先治疗）服务。通过优化就诊流程，让患者的生命安全得以保障，医院的医疗服务水平也得到了进一步的提升。

（三）意见处理的创新内容

病人作为被服务的对象，对公立医院的服务质量有切身的体验和直观的感受，因此他们反馈的意见和提出的建议，可以作为医院改进服务质量、创新服务模式的重要参考。

为此，医护人员应当尝试通过多种渠道收集病人及其家属对医护工作开展的评价。例如，在门诊大厅或医院病房设置意见簿、投诉箱，如果病人在就诊或住院期间，遭遇了不公正的对待，或是服务态度差等情况，可以利用医院提供的渠道进行反映。医院方面安排专人，每天或每周查看一次意见簿。对于病人反映的问题，要及时向相关科室的负责人了解情况，问题属实的，查明原因，及时整改；对于病人提出的改进建议，结合医院的实际情况尽量采纳，或是提出相应的改善措施，争取为病患提供更加周到和优质的服务。除开通院长热线外，在医院的官方网站上，或是微信公众号上，还可以开通专门的投诉渠道。真正重视病人的诉求和意见，敢于直面问题，正视服务缺陷，才能循序渐进地提高医院的综合服务质量。

（四）服务管理的创新内容

加强医德医风建设，树立医院良好形象，既是现代公立医院创新服务模式的有效途径，同时也可以显著地提升服务水平，让医患关系更加和谐。近年来，公立医院建设方面给予了高度的重视，成效显著，为缓和紧张的医患矛盾、重新构建和谐的医患关系起到了积极作用。医院方面要以创新服务为契机，在服务管理方面进行持续性的优化。例如，为了使药品价格更加透明，让病人买药更加放心，医院方面可以在药房一侧的墙壁上，使用LED显示屏进行药价公示。医院还可以安装自助查询机，采用关键词检索的方式，快速掌握某类药品的价格；病人还可以在设备上自助查询住院费用明细，了解每天的诊疗费用。在强化医护人员服务意识和作风建设方面，实行以内部监督为主，配套采取外部监督的模式，构建全方位、无死角的监督体系，促使医护人员在关系到病人切身利益的问题上，绝对不出现有违纪律和制度的情况。

（五）医院文化的创新内容

医院文化氛围能够对在职医护人员产生潜移默化的影响，通过医院文化的创新，将服务意识根植在医护人员的心中，并落实到具体的工作中，让病人可以从细微之处感受到医护人员的用心照顾和优质服务。

第一，在医院内部定期开展服务宣传，可以尝试多种宣传途径以提高宣传效果。例如，常规的宣传是利用走廊、墙壁上的宣传栏，或是医院食堂的LED显示屏。让医护人员可以在日常工作中随时随地接受服务精神的熏陶，将"真情关爱生命，诚信呵护健康"的服务理念与医护工作结合起来。新型的宣传是利用钉钉群、微信群或是医院的微信公众号等开展线上宣传。其优点是医护人员可以利用工作闲暇时间，或是乘坐班车时，随时随地接受医院服务文化的熏陶。

第二，将服务质量纳入医院职工的考核中，营造一种人人重视服务、提供优质服务的氛围。并且以"月"为单位,每月统计一次病人的投诉意见和满意度打分,将历次统计结果纳入职工年终考核、评优的指标体系内,将这种真诚服务、以人为本、温馨关怀、仁爱至善的作风发扬光大。

二、"互联网+服务"模式下医院质量的提升

(一)远程医疗救助偏远基层地区

在偏远的乡村,一方面是基层的卫生所、卫生院,医疗水平有限,不具备抢救危急重症患者条件;另一方面是交通状况较差,一旦发生危急重症,很容易错过最佳救治时间。利用互联网技术构建广泛覆盖偏远农村的远程医疗救助系统,为偏远乡村的病人提供"互联网+服务"。除了提供绿色急救通道、远程预约挂号、远程影像与远程心电等便捷服务外,还能够进行远程流动急救手术监护,让偏远地区的病人也可以获得紧急的医疗救助服务,为病人的生命健康保驾护航。另外,利用该系统还能够进行远程培训,让乡镇卫生院、农村卫生所的医生,足不出户地学习技能、更新知识,既不影响日常的接诊,又可以实现自我能力的提升,从而为基层群众提供更加优质的诊疗服务。

(二)利于社区卫生服务信息系统

利用"互联网+"技术,搭建数字化健康医疗服务平台,将公立医院与社区卫生服务中心联系起来,打通服务病患的"最后一公里"。双方之间可以利用该信息系统实现病人信息的充分共享,例如医院可以将某个患者的电子病历、诊疗方案等发送给社区卫生服务中心。患者在居家治疗期间,可以由就近的社区卫生服务中心定期做好跟踪检查,包括进行用药指导、进行常规检查等,解决了很多老年患者由于行动不便等原因无法及时到公立医院复诊的难题,更好地发挥了社区卫生服务中心的职能作用,为群众提供了更加便捷的康复服务。从应用效果来看,社区卫生服务信息系统的使用,还可以及时了解城镇独居老人的健康状况。特别是对于那些患有基础性疾病(如高血压、糖尿病等)的老年患者,社区卫生服务中心的工作人员可以利用信息系统掌握老年人病情发展,提供更加便捷和及时的服务。

(三)消毒供应中心进行质量追溯

医院感染会影响治疗效果,并降低患者对医护工作的满意度,感染率也成为衡量医院服务质量的重要指标。作为控制医院感染的关键部门之消毒供应中心的工作质量在控制医院感染中具有极其重要的作用。通过条码、RFID和移动计算技术追溯到每个手术器件、追溯院内感染的所有环节,全程监控和院内灭菌及消毒包的整个循环流程,确保环节的正确和规范性。患者在住院期间,特别是接受手术之后,避免出现感染,从而对医

院的医疗水平和服务质量有更高的满意度,对构建和谐医患关系和树立医院良好形象有积极帮助。

(四)运用家庭健康信息管理服务系统

医院建立基于物联网的家庭健康信息管理服务系统。该系统是以个人电子健康档案为基础,基于物联网和云计算技术,搭建一个居民与社区服务中心、三甲医院及远程家庭之间集体检、养生、医疗、健康指导于一体的全面健康管理服务体系。真正实现了居民"小病进社区,大病上医院,康复回社区"的目标。

(五)监测生命体征自动采集设备数据

传统的生命体征监测需要借助于较多的辅助设备,并且需要医护人员随时观察监测数据。而基于信息技术的生命体征自动采集监测系统,在病人的病服上贴有内置微型传感器的电子标签,可以随时记录病人的体温、心率、血压等基本信息。如果监测到某项数据明显高于或低于正常值,会自动报警,提醒值班的医护人员及时发现异常情况。

医院属于特殊服务行业,医院服务包括医疗服务产出和非物质形态的服务。前者包括医疗服务实体及其质量,它们能够满足人们对医疗服务使用价值的需要;后者包括服务态度、医院精神、医院形象等,能满足人们精神及心理上的需要。医院管理者应深刻认识到:真正的服务,不再是有形产品的附加,医院应当把服务当作自己的医疗技术一样来关心和重视,在开展服务时做到医疗服务和非物质形态服务并行,将"以病人为中心"落到实处。公立医院要想提升自身的综合竞争力,需要加强医德医风建设,树立医院良好形象,这既是现代公立医院创新服务模式的有效途径,同时也可以显著地提升服务水平,让医患关系更加和谐、互信。要树立全过程、精益化的服务意识,将服务工作体现在日常的医疗和护理中,向病患提供潜移默化的人文关怀,就必须从医疗技术和服务质量等方面同时发力,才能在激烈的竞争环境下实现医院的可持续发展。

第四节 新医保制度与医院经济效益提升

一、新医保制度对医院经济效益的主要影响

(一)资金状况层面的影响

新医保制度的改革与落实,在一定程度影响了医院的资金发展状况。但在我国公立医院的发展过程中,因为医保支付所采取的"后付"处理原则,并且其审批环节较为漫长。

从而使医院通常需要在一段时间后才能获取相应的资金，而在医保资金通过报销的方式进入医院的资金流前，患者所消耗的医疗资金，需要由医院自身来进行垫付，导致了医院需要承担更多的资金压力，最终出现资金运转不良的情况。而且医保支付制度中患者医保支付比例以及最高支付额度差异较大的问题，也导致了医院在进行费用结算以及医保支付费用回收时存在差异的问题，使医院在完成医疗资金的垫付后，存在有资金差额的情况。

（二）财务管理层面的影响

财务管理上出现影响的原因，主要在于当前大部分医院在对财务进行预算、收支管理上，缺乏有效的管控手段以及深入分析，导致医疗资金出现浪费的情况，最终使医院的收支难以保持在平衡的状态。而且，由于缺乏对新医保制度下相关政策的了解，对医保基金运作也缺乏准确的掌控分析，使医院在进行财务管理的过程中，通常会出现资金运转不良的负面情况，导致医院的医保基金在运转的过程中出现损耗，影响其在整体上的经济效益。

二、新医保制度下医院提升经济效益的路径

（一）服务管理优化

医院如果想要在服务上进行优化，就要注重于在医院自身发展的过程中，将其对医疗服务平台的信息化与智能化建设放在首位，使医院科室的高效运作得到保障，弥补当前其所存在的薄弱环节，使医疗服务的质量得到提升。例如，在针对提升患者服务体验的过程中，可以通过信息化的医疗服务平台来了解患者的实际需求，获取患者对当前医院医疗服务的具体评价信息，并以此作为基础根据医院的实际发展状况，通过多样且优质的手段实现对患者服务体验的提升。在此过程中，患者服务体验的提升，可以增强患者对医院服务的认同感，从而塑造其医疗品牌，为医院拓宽更多获取经济效益的途径。并且，医院也应当适当加强对医疗服务环节中智能化技术的应用，缓解医疗服务人员的工作压力，例如自动挂号机等设备的应用，能够有效降低医院的医疗成本，实现医院经济效益的提升。

（二）财务管理优化

医院管理上的优化，首先要注意对人员整体素质的提升。在实际工作中，医院应当将医保新政策的相关精神融入日常财务管理工作中，以使相关人员对其有一个全面且完善的了解。并在对财务工作团队进行培训的过程中，通过分层次的培训管理，使不同层级的工作人员都能够获得在对应专业、技术、岗位中相关能力的提升。其次，是要对财

务的日常工作流程进行完善，确保当前医院资金的合理运用，并有足够的资金可以应用于医疗以及医院的发展中。最后，要建立起一个完善的考核制度，以实现对财务管理工作中各项任务的监督管理，及时纠正工作中存在的错误，令财务预算以及审核的结果得到保障，使医院的经济效益得到提升。

（三）激励机制优化

医院激励机制的完善能够使员工工作积极性得到提升，而其机制的完善要从绩效考核、薪资分配、奖惩机制等多方面着手来进行调整。例如，在绩效考核上，应当注重于对医院各级员工在其对应岗位上成绩的体现，而非传统的绩效分析方法。并且为了实现医院医疗服务品质的提升，通过奖惩机制的合理运用，可以在对员工日常行为进行规范的同时，使员工积极投入分内工作中，使医院的医疗服务品质得到优化与提升。同时，激励机制的大方向应当放在对员工创新意识的鼓励上，让员工在工作中根据当前医院实际发展需求，进行工作上的合理创新，使医院的医疗服务品质得到优化。而且，激励机制的落实还可以使医院的各级骨干在进入工作中，保障其行为能够以医院的发展与医疗服务的提升为根本目标。此外，对员工采取奖惩措施时，应当将患者的评价作为衡量业务能力的重要标准之一，注重于对患者相关投诉信息的反馈与整理，从而使医疗服务的质量得到提升，实现对医院经济效益的提升。

（四）充分开发内外部资源

对医院内外部资源的挖掘，一方面，可以使医院的整体医疗水平得到提升；另一方面，通过对医院当中各项资源的整理与统合，令医院的整体运营能力以及规模获得提升。例如，一些大型医院在发展的过程中，通过与各个基层医院之间的协同合作，形成医疗集团，从而构建起医疗品牌，使医院的整体口碑获得提升。在对医院的内部资源进行统合时，要实现对特色科室的优先发展，实现医院品牌效益的提升，并以此为基础带动医院其他科室的发展。例如，在医院发展的过程中，可以优先发展患者基数大、认同感强、口碑好的对应科室，适当地将资金倾斜到对应科室的发展当中，不断引入与研发新型医疗技术，使患者的认同感得到进一步加深。以此来通过对医院内外资源的全方位整合处理，使医院自身的经济发展得到提升。

总而言之，随着新医保制度的落实，我国医院的资金状况以及财务管理都受到了一定的影响。为此，医院如果想要在新医保制度下实现自身经济效益的提升，就需要采取措施在财务管理、服务管理上进行优化，并完善激励机制，深挖内外部资源，以此提升医院的经济效益，促进医疗事业的可持续发展。

第十一章　医院运营管理的创新发展

第一节　医药体制及流通体制的改革

深化医改是事关我国经济和社会、发展和民生的重大改革，是维护人民群众健康福祉的民心工程。"在新医药体制改革下，我们更应该做好药品质量管理工作，给患者提供更加纯净的用药环境，不断提升药品的安全性，为疾病的治疗保驾护航[①]"。随着医改实践和认识的不断丰富深化，特别是各地因地制宜、大胆探索，中国医改一定能够在重点领域和关键环节上取得突破，找到破解世界性难题的成功路径。

一、医药体制及流通体制改革的历程

改革开放以来，我国所启动的医改工作根据每个时期主要任务和改革措施，基本认定可分为以下阶段：医改的孕育期、全面医改开始正式启动、改革开始向"医疗机构市场化"方向探索、"市场化"进一步全面推开、开始重新审视以往医改的各项政策措施及新医改全面启动。随着改革开放的深入和市场经济的发展，政府专营流通方式已经不能适应经济发展的需要，医药流通产业经历了供求关系从供不应求向供过于求、经济形态由计划经济向市场经济过渡的阶段。部分开放国内医药流通市场，外资开始进入中国医药流通领域，是全面发展和大调整的时期。医疗卫生当初实行计划体制有历史合理性，走出计划体制也是顺势而为，中国医改是渐进式的，深化医改应顺势而为。

二、医药体制及流通体制改革的成效

我国医药流通领域管理与监管体制发展作为"三医联动"[②]改革部署的重要环节，与医疗体制和医疗保障改革的联系越来越紧密。随着相关配套政策的密集出台，改革方向

---

① 蒲晓霞．在新医药体制改革下，狠抓医院药品质量管理[J]．中国保健营养，2018，28（17）：283．
② 三医联动就是医保体制改革、卫生体制改革与药品流通体制改革联动。

细化明晰，分级诊疗、全民医保、现代医院管理、药品供应保障等方面制度建设成为继续深化医改的重点，特别是家庭医生签约、医保付费改革等加速流通行业"洗牌"，逐步打破现有医药流通价值链条，最终实现全行业格局调整。医改进入"攻坚战"，也必将释放一定改革红利。

目前，中国医改取得了阶段性成效。这离不开各级政府的推动、医务工作者的奉献及医保经办人员的付出，医疗卫生系统具体包括医疗卫生筹资、医疗卫生服务提供、医疗卫生监督管理及药品生产流通、医疗卫生人才培养等五个子体系，医改的核心改革是通过财政投入机制、基本药物制度、补偿机制、人事制度等破除"以药养医"机制。在总结推广改革成功经验的同时，还应看到，医药分开只是解决了医院层面的药品加成问题，而药品定价、流通、招标等领域的问题并不是通过医药分开就能解决的，以药补医机制亟须扭转、"看病难、看病贵"依然存在、医患关系有待改善。新一轮医改难点主要在于"三难"，即医疗保险可持续难、基本药物政策执行难、公立医疗机构改革难，中国医改任重道远。

三、医药体制及流通体制改革的建议

公立医院在医疗服务和药品零售市场上的行政垄断地位是影响政府价格管制奏效的体制根源，为降低患者医疗负担，首要措施是减少公立医院的行政垄断地位，并尽快取消现有的对医疗服务和药品价格的各种直接与间接的管制措施。应在巩固覆盖面的基础上提高保障水平，加强大病保险、医疗应急救助等制度的建立完善和推进力度，发挥社会力量和市场机制作用，打破行政区域限制，推动医疗资源有机结合，建立合理分级诊疗模式。应加大医疗体制改革的力度，引入竞争机制，打破医疗机构的垄断地位，调整国家医疗政策，推进医疗市场化和合理化，改善公立医疗机构的经费补偿方式，提高补偿水平，保证医药分离政策的执行。

（一）医保支付制度改革的相关建议

医药流通行业要积极参与到大健康产业发展中，以满足人民群众多样化需求，挖掘企业新的增长点，如今"互联网+医药"的趋势日益明显，在控制医疗费用这一各国政府医疗施政重点领域，需从根本上放弃价格管制，改为大力推进医保支付制度改革，在医保机构和医疗机构之间建立公共契约模式，让以预付制为主的新市场机制在医疗资源的配置上发挥决定性作用。无论是大的市场经济体制的进一步完善对医疗卫生体制改革形成的带动作用，还是需方改革不断释放医疗需求对供方改革形成的倒逼压力，都顺应了社会经济体制变革的未来方向。

(二)医药流通市场化改革的相关建议

当前我国医药流通体系多种所有制并存,多种流通模式共存,实行经营许可和质量认证管理制度。国家医疗卫生体制改革的不断深入,"互联网+"等重大战略的不断推进,物联网、大数据、云计算等先进技术的不断成熟,消费者"大健康"理念的随之形成,都为医药流通行业创造了良好的政策、技术、市场环境。以市场化方式规范药品集中招标采购制度,提高药品流通现代化水平,促进产业效率提升。改革的总体思路应是将药品流通体制改革放到中国医药卫生体制改革的"大盘子"中统筹考虑;正确认识药品流通的特殊性与一般性,找准政府管理与市场调节的结合点;以减少政府不当干预,尊重和发挥市场机制作用为改革重点。药品流通企业还将与顺丰、中国邮政等第三方物流企业合作推动资源重组,促进供应链优化升级,提高医药配送效率,由传统的配送商向成熟的供应链服务商转型;建立基于B2B、B2C、O2O的电商平台的线下实体药店网、药品配送网,实现"网订店取""网订店送"线上、线下联动;以消费者体验为中心,提供规范化专业化的健康咨询、用药指导、数据检测、辅助诊断等服务,拓展零售新模式。明确新时期医药流通行业发展的主要任务,将融合创新和转型升级作为新时期发展必由之路,充分发挥其在服务医疗卫生事业与健康产业中的功能作用。引导医药流通行业健康发展。同时,逐步完善"两票制"政策,减少各机构在变革中的机会主义行为破坏契约关系导致的交易成本上升,以降低对药品供应保障的不利影响。

第二节 现代医院管理制度建立的思考

现代医院管理制度作为我国医院体制改革的核心概念,不仅要求我们建立产权归属明晰、产权结构多元化的现代产权制度,而且要求我们建立一整套的现代医院组织制度和管理制度,通过创新驱动、质量建设,拓展医院功能定位、升华医院职责使命、转变医院发展方式,最大限度地实现好、维护好和发展好人民群众的健康利益。

现代医院管理制度是指适应社会发展需求,维护公益性原则,着眼全民共享目标,在新型的公共治理框架下形成的政府、所有者代表与医院之间责任和权利关系的一系列制度安排;是建立在医院功能结构科学合理的基础上,能够有效改进医院管理,提高医院运行效率,保障医院公益性质的符合行业发展规律的一系列医院制度的总和;目的是实现产权清晰、权责明确、政事分开、管理科学,既包括在宏观层面科学筹划政府治理制度,也包括在微观层面系统构建医院运行管理制度。

现代医院管理制度是以尊重生命、关爱生命、敬畏生命的生命观为主旨主线；以创新驱动发展、质量内涵建设的发展观为核心要义；以时代性、先进性、引领性的新理念为指导原则；以预测化、个体化、精准化的医疗服务为目标定位；以转化医学、循证医学、整合医学等医疗模式为方法路径；以全方位、全历程、全时空的健康维护为举措抓手；以数字化、数据化、智慧化的互联物联为方法手段的现代医院管理模式。

现代医院管理制度强调的是医院发展的观念、思路、模式、制度、机制、动力、流程、规范等文化体系；注重的是医院建设的创新理念、先进理念、质量理念与学术精神、科学精神、人文精神等价值体系；着眼的是一切可以使医院人、财、物发挥最大效益的组织架构、管理方式、体制机制的转型升级和创新驱动。

一、现代医院管理制度的主要特征

（一）政医职责分开

政府和医院的关系体现为法律关系。政府依法管理医院，医院依法经营，不受政府部门直接干预。政府调控医院主要用财政金融手段或法律手段，而不用行政干预。医院的资产是医院经营的基础，出资者以其投资比例参与医院利益的分配，并以其投资比例对医院积累所形成的新增资产拥有所有权。

（二）产权关系明晰

医院的设立必须要有明确的出资者，必须有法定的资本金，出资者享有医院的产权，医院拥有法人财产权。医院在经营活动中借贷构成医院法人财产，但借贷行为不形成产权，也不改变原有的产权关系。出资者的终极所有权与医院法人财产权的明晰化是现代医院管理制度的重要特征。

（三）法人权责健全

出资者的财产一旦投资于医院，就成为医院法人财产，医院法人财产权也随之确立，这部分法人财产归医院运用，医院法人以其全部法人财产，依法自主经营，同时医院要对出资者负责，承担资产保值增值的责任，形成法人权责的统一。医院法人有权有责是现代医院管理制度的一个重要方面。

（四）组织管理科学

现代医院管理制度组织管理科学体现在：①具备科学的组织制度：包括有一套科学、完整的组织机构，通过规范的组织制度，使医院的权力机构、监督机构、决策和执行机构之间职责明确，并形成制约关系；②具备现代医院管理制度：包括医院的机构设置、创新驱动发展制度、质量内涵建设制度、学科人才制度、科技转化制度、医疗护理制度、薪酬激励制度和财务管理制度等。

二、现代医院管理制度的重要环节

（一）政府治理

政府专注于医院的宏观管理和行业监督。作为产权所有者在医疗质量、技术准入、诊疗行为、安全、服务、财务管理等方面行使监管职能，通过在机构发展、资源配置、服务提供和利润使用等方面的决策权实现政府治理。主要包括：完善财政投入政策，调整技术服务价格，改革医疗支付方式，强化医保对医疗服务的监督和制约作用等。

（二）医院运行

医院着眼于医院的微观管理或运行管理，形成一套符合现代医院管理制度要求的科学规范、高效决策的模式，建立完善科学决策体系、学科人才建设体系、医护质量监控体系、科研技术创新体系、卫生经济管理体系、医德医风监督体系、安全发展控制体系和机关作风建设体系，不断提升现代医院的运行质量和综合效益。

（三）服务社会

注重于把医院的发展与医疗卫生事业、社会的发展进步和人类的健康水平紧密联系在一起，推动现代医学由单纯疾病防治向全程健康维护转变。推出优化医院运行效益的管理新体制新机制；开发疑难危重病诊治的新业务新技术；创新慢病防治的新思路新方法；研制多发新发传染病防治的新疫苗新药物；构建个性化医疗服务的新模式新路径；探寻维护人类健康的医学新规律新知识。

三、现代医院管理制度的基本属性

现代医院管理制度意味着政府、医院、市场、社会、大众各归其位、各尽其责，突出现代医院管理制度的系统性、整体性和协同性。

（一）紧迫性

第一，面对干细胞技术飞速发展、生物医学分析技术日渐成熟和大数据云计算技术日新月异的景象，我们必须紧紧围绕现代医院管理制度的建设方向，分析未来科学技术发展的新理念新技术对现代医院管理制度建设的推动作用，为现代医院管理制度的建设提供方向引领。

第二，面对转化医学、循证医学、整合医学等新理念、新概念的不断提出，我们必须深刻认识现代医院管理制度建设的本质，从战略发展高度进行思考和谋划，形成战略决策建议或解决方案，为现代医院管理制度发展提供决策依据。

第三，面对建设"健康中国"的新战略新目标，我们必须牢牢把握现代医院管理制度的特点和规律，对比分析国内外同类医院发展的最新进展，针对性地提出现代医院发展战略调整和变革建议，强化医院建设的各领域、各层次、各环节的统筹规划，创建新模式、构建新机制，把现代医院管理制度建设推向新水平。

（二）时代性

第一，体现适应国际医学发展新趋势的现代医院管理制度，坚持先进性与普惠性相协调，既瞄准世界医学发展的最新前沿，把脉医学科学技术发展的最新趋势，始终保持行业技术领先优势，又紧贴我国医院建设管理客观实际，顺应人民群众实际健康需求。

第二，体现适应国际现代企业管理的新理论，优化医院运行效益的管理新理念，紧跟信息技术发展，应用数字化医院建设及现代医院管理制度的思路方法和路径手段，使医院的各项管理决策都建立在信息化、数据化、智能化的基础上。

第三，体现适应医院发展的新常态，凝练和完善现代医院管理制度概念定义、内涵特征、职责使命、功能定位、路径方法、制度标准、体系体制、评价机制，通过理论创新指导和牵引医院建设发展，形成科学先进、系统配套、成熟完善的现代医院管理制度体系。

（三）引领性

第一，创建"预防医学、临床医学、康复医学"均衡发展的医学新体制，使"院前预防、院中治疗、院后康复"一体化紧密衔接，现代医院管理制度必须全面延伸医院功能：向前延伸到预防，向后拓展到康复，使医院预防、治疗、康复全面均衡发展，打造"防、治、康"的大医疗体系。

第二，构筑"预测医学、预防医学、个体化医学"紧密衔接的医学新模式，使"基因组检测、大数据预测、个性化监测"整体化系统组合，推动医学模式由疾病治疗为主向预防、预测和干预为主的战略性转变，承担起建设"健康中国"的使命任务，打造"全面、全民、全程"的大健康格局。

第三，构建"转化医学、精准医学、整合医学"全面发展的医学新机制，使"学科综合、设备特色、人才优势"集成化发挥优势，让现代医院管理制度尽快适应慢病和老龄化井喷的现状，打造"规范、精确"的大医疗系统。

（四）创新性

第一，体现以创新理论为根本指导，完善现代医院管理制度理论的创新性、指导性和前瞻性，强化医院建设的各领域、各层次、各环节的统筹规划，创建新模式、构建新机制，走中国特色现代医院管理制度发展之路。

第二，体现以创新驱动、质量内涵发展为根本定位，注重临床与科研有机互动、相互促进、融合发展，培养和造就具有创新活力、创新品质的临床和科研水平兼优的拔尖人才，以持续不断的理念创新、技术创新、机制创新、管理创新和文化创新提高医院的综合效益，带动医疗质量和科技创新能力同步提升。

第三，体现以自主创新为根本支撑，推动原始创新、集成创新和引进消化吸收再创新相协调，有计划、有组织地促进跨领域的发展融合，构建矩阵式、网格化的产学研用科技创新体系，不断催生自主创新成果，把医学诊治建立在对人类疾病致病机制最新认识基础上，使临床医学水平始终保持领先地位。

（五）实践性

第一，深化对现代医院管理制度发展规律的认识，探索现代医院管理制度的内涵、特征、本质、要求，丰富发展具有中国特色的现代医院管理制度的科学管理、学科人才、质量管理、科技创新和特色文化等，形成科学、系统、规范的现代医院管理制度理论体系，使新理论、新理念在医院各专业岗位落地生根。

第二，创建有利于提升现代医院管理制度的人文化、智能化和国际化水平的新标准，包括医疗技术精细化、医院设备现代化、医院管理科学化、医疗服务人性化、绿色建筑智能化、信息网络数字化、人才优势多元化与医院文化人本化等。

第三，积极开展现代医院管理制度运行机制和评估论证等实践，探讨建立以公益性和运行效率为核心的公立医院绩效考核体系，在探索现代医院管理制度发展规律中出思想，在总结现代医院管理制度实践中出理论，在破解现代医院管理制度难题中出对策。

（六）技术性

第一，通过技术的协同创新推进产业化管理，整合医院学科资源，深化生命科学、材料科学、数理化学、医学科学与信息科学的渗透融合，构建现代医学生物技术研发的学科共同体，协同实现重大医学科学技术的突破创新和科技成果产业化。

第二，通过高新技术的渗透带动集成化管理，发挥医院的研究优势、企业的产业优势、院校的人才优势、政策优势，集成诊断方法、治疗手段、模式机制、成果转化的创新，形成区域创新集群为核心的资源流动整合机制，实现现代医院管理制度融合创新发展。

第三，通过医疗技术的创新实现精准化医疗服务，建立生物信息与大数据的交叉应用认识疾病致病原理，精确进行疾病诊断治疗的个体化医疗服务；建立机器着手术、介入治疗、内镜技术、腔镜技术的微创医疗服务；建立包括胚胎干细胞技术、成体干细胞技术、组织工程技术、器官发育技术的再生医疗服务。

四、现代化医院管理制度的组织实施

医院发展模式不是一成不变的，而是与时俱进、不断发展的，创建现代医院管理制度是一项复杂的系统工程，必须站在时代和全局的高度，对医院的功能定位、形势任务、发展方向、顶层设计等重大问题进行理性思考，把渐进性、阶段性和跨越性统一起来，推出现代医院管理制度的规划，构建现代医院管理制度的架构，制定现代医院管理制度的标准，实施现代医院管理制度的实践。

（一）坚持公益性方向，强化政府治理责任

建立现代医院管理制度必须坚决维护医院的公益性，加强政府治理与医院管理相结合的改革策略。

第一，坚持公立、私有和混合所有制医院多元化发展原则，完善政府财政投入政策，制定合理的补偿机制，全面落实政府对医院的基本建设及大型设备购置、重点学科发展、人才培养、承担公共卫生任务和紧急救治、支边、支农、公共服务等政府投入政策，使医院在公共服务供给中发挥更大的作用。

第二，改革医疗支付方式，建立合理的医疗保险制度，推进医疗保险制度向健康保险制度转变，医保政策要坚持维护患者利益和医院可持续发展相结合的原则，强化医保对医疗服务的监督和制约作用。

第三，对医院的布局、药价机制进行指导，调整技术服务价格，对医生的薪酬和职称进行微观管控，对职业精神的建设和市场的形成进行宏观调控，体现医疗技术服务成本和医务人员劳务价值，理顺医疗服务比价关系。

（二）坚持大健康理念，推动医院功能延伸

现代医院管理制度必须构建"防、治、康"三位一体的大健康体系，推动医院功能向两头延伸，向前延伸到预防、向后延伸到康复，真正把预防、治疗、康复摆在同等重要的位置。从立法上保证预防为主、医养结合、防治并举的落实。通过不断深化人们对疾病诊疗和健康维护规律的科学认识，系统准确地掌握致病的遗传和环境因素，探索研究个体化的健康检测、健康评估、健康干预及健康管理的新理念、新知识、新技术，使每个人都享受到个性化、人性化和精确化的健康服务，达到终身管理与终身保健相融合的健康维护体制。实现医院由"治已病"向"治未病"转变；由以"疾病"为中心向以"健康"为中心转变；由"被动治疗"向"主动健康"转变。

（三）坚持研究型模式，实施医院分类管理

现代医院管理制度必须推进医院按照研究型医院、临床型医院、全科型医院分类建设，参照研究型医院的评价体系进行评估分类，评价指标既要包括医院的结构功能，更要突出医院的使命任务，适应分级诊疗。按照各类型医院的定位确定医院建设发展方向和承担任务职能。不同类型的医院要有不同的发展战略；不同功能的医院要有不同的建设思路，在信息一体化建设的基础上，形成跨地区、跨行业、跨专业的区域医院联盟。在建设现代医院管理制度战略改革和管理设计上，要体现不同类型医院的协调性、综合性和可持续性，明确目标、特征、难点和实施路径等问题；在制订现代医院管理制度体制改革和机制完善的方案上，要体现不同类型医院的特殊性和合理性，确保目标和实际的统一、改革和发展的统一、创新和实践的统一；在实施现代医院管理制度建设的步骤和路径上，要根据不同类型医院实际情况确定建设步伐是整体推进还是分步实施。

（四）坚持办、管、监分离，建立法人治理制度

现代医院管理制度必须推动医院逐步取消行政级别，探索建立医院理事会决策制，实行监事会监管下的院长负责制，通过实行理事会制度、院长负责制和监事会制度，实现决策权、管理权、执行权、监督权的分化；构建决策、执行、监督相互分工、相互制衡的权力运行机制。理事会行使出资人权利，承担政府直接管理医院的责任，包括发展规划、财务预决算、重大业务、章程拟修、院长选聘、薪酬制度设计等；监事会行使监督职权，主要包括监察医院财务和运营、监督理事会的具体管理行为等；院长由理事会采用多种选拔方式任命，实行院长职业化，其职责是贯彻执行理事会的决定和决议，对理事会负责，接受监督。院长可自行聘用负责医院各方面具体事务和运行的助理或副院长，临床和职能科室主任由院长聘用，但不纳入行政序列。另外由来自政府、人大、政协、社区以及有关专业协会的人员组成监事会对医院进行监管。

（五）坚持标准化建设，优化医院管理机制

现代医院管理制度必须走创新发展、质量内涵的发展道路。

第一，坚持硬件与软件相协调。既加大以现代医学技术设施为主的硬件建设，又强调在制度建设、管理机制、学科人才、科研创新等方面取得突破性和创新性发展，重视促进医院特色文化和良好服务规范的形成，使软件建设与硬件建设相互协调、相互促进。

第二，坚持规模数量与质量效益相协调。在注重门诊量、手术量、收治量和医疗效益等数质量指标的同时，更强调新技术新方法的创新率、疑难危重病诊治水平、论文成果的转化率等核心质量指标。

第三，坚持临床与科研相协调。注重临床与科研有机互动、相互促进、融合发展，

培养和造就具有创新活力、创新品质的临床和科研水平兼优的拔尖人才，带动医疗质量和科技创新能力同步提升。

第四，坚持制度和标准相协调。既建立质量制度、流程制度、安全指导、服务制度、评估制度等质量体系，又完善质量标准化、质量规范化、质量程序化、质量全程化、质量数据化等标准体系。

（六）坚持智慧化发展，加强信息整体建设

现代医院管理制度必须走信息主导、体系建设的管理之路。建设国家层级的医疗健康大数据平台刻不容缓。

第一，是依托物联网和互联网技术构建数字化管理系统，对诊疗服务、物资保障、经费管理等数据进行实时精准监控，实现互联互通、实时可知、变化可视、资源可控的科学决策智慧化管理。

第二，依托云计算的分布式处理、云存储和虚拟化技术，实现对医学数据大规模计算存储与挖掘应用，使其清晰准确、系统严密、重复再现，夯实医学基础与临床科研的基础。

第三，应用网络化和智能化信息技术，构建以临床信息系统为基础的综合数字化系统，形成医院信息与社会信息集成融合全关联化。

第四，利用DNA测序和基因扫描分析，建立数字化、网络化个体健康资料数据库，实现精准化、普惠式个体医疗。

第五，通过无线传感技术、基因组学、成像技术、计算机网络技术的交叉融合，将人体健康信息以全维数字化形式整合重建，为疾病诊断、新药研发和治疗方案提供参考数据。

总而言之，现在是医院管理制度建设的关键时期，我们要深刻认识现代医院管理制度建设本质，准确把握现代医院管理制度建设规律，有效融合创建研究型医院的理论实践，建立起具有中国特色的现代医院管理制度。

第三节　基于高质量发展的公立医院运营管理

"提高医院运营管理精细化水平是推动公立医院高质量发展的必经之路[1]"。当前公

---

[1] 宋雄，倪君文．基于高质量发展的公立医院运营管理目标定位及策略[J]．中国医院管理，2022，42（8）：78．

立医院运营模式仍普遍处于粗放式管理阶段，精细化管理程度亟待提高。推动健全运营管理体系应当在明确公立医院运营管理核心内涵的基础上，尽可能对医院的预期目标进行科学合理的细分（例如，可按目标达成周期分为阶段性目标、中长期目标、远期目标），制定出与目标相配的运营管理策略，并明确需要投入的资源，从而避免资源投放与目标预期之间的错配，为实现有限资源的科学合理配置奠定基础。

一、基于高质量发展的公立医院运营管理主要原则

运营管理就是对运营过程的计划、组织、实施和控制。从过程管理的角度来讲，运营管理过程就是一个资源投入、转换、产出的过程，任何运营管理策略的制定和实施都需要耗费相应的资源。结合公立医院高质量发展要求来分析，医院的精细化运营管理实质上就是对人、财、物、技术等医院所能掌控的核心资源进行科学配置、精细管理和有效使用而开展的一系列管理活动。医院的运营管理策略应当是一个层级清晰、目标明确的管理体系，各个层面的运营管理策略互相作用、上下协同，才能为最终达成战略目标提供更有效的支撑。因此，在实施过程中应当遵循以下原则。

第一，公益性原则。这是运营管理策略的制定和实施应遵循的主要原则，即管理过程应坚守公立医院公益性，不能以经济利益为主导，通过不断提高医疗资源的投入和产出的效率，从而实现社会公益和自身发展之间的平衡、可持续。

第二，目标导向性原则。目标导向性原则是运营管理策略制定的前提，即策略的制定应紧紧围绕医院目标体系设定，并根据不同层级的目标制定相对应的管理策略。

第三，时效性原则。运营管理策略的制定和实施不能一成不变，而是应根据内外部环境的变化、工作任务的变动而体现出相对应的灵活性，这就要求医院必须建立起完善的运营管理策略制定和实施体系，以确保策略制定得及时、有效。

第四，需求明确性原则。管理策略的实施同时也意味着医院各类资源的投入，因此必须在对医院不同时期的管理目标进行充分分析的基础上予以进一步细化，尽可能明确每一项目标的实现所耗费的资源，并对资源的投入产出作充分的评估，确保资源投入的针对性、有效性，不断提高管理效率和投入产出效能。

二、基于高质量发展的公立医院运用管理目标定位

合理的医院运营管理策略是实现医院运营管理目标的基础。由于公立医院运营管理目标表现形式的多样性，在不同的期间内，医院管理层均可能针对外部政策和内部管理需求的变化，分别制定有针对性的管理目标。从目标的实施周期长短和复杂程度来看，可将管理目标分为以下类别。

第一,阶段性(短期)目标。该类型目标服从于中长期目标。从时间属性上来看,是指通过相对较短的时间(例如按月份、按季度)即可实现的预期目标,短期性、具体化和可操作性是其主要特征。从管理属性上来说,应当相对微观和具体,例如针对某一科室业务量的同比增幅目标、某一项具体费用的增速控制目标等。

第二,中长期目标。该类型目标服从于医院远期目标。从时间属性上来看,该类目标可分解为多个阶段性目标,因此预期实现所需的时间相对较长(例如按年),并具备一定的宏观属性,例如全年预算控制目标、年度收支平衡目标等。

第三,远期目标。该类型目标是指基于对医院未来整体性、长期性问题的考量而设计制订的整套行动方案,是未来医院发展的远期规划。从时间属性上来说,该类目标可分解为多个中长期目标。就现阶段对公立医院的发展定位而言,通常表现为以实现高质量可持续发展为目标的一系列远景规划,因此最为宏观和抽象。

由此可见,医院不同阶段的目标定位本身就具备了多样性和综合性。由于三类目标的设定拥有从宏观层面到微观层面的不同属性,因此不同类型的目标对于策略制定的要求也有所不同。这就要求医院在制定运营管理策略时,同样要以医院按照阶段性(短期)、中长期、远期进行从上至下的层级设置,以便有针对性地开展策略实施。

三、基于高质量发展的公立医院运用管理应对策略

(一)公立医院运营管理的实践策略

在明确公立医院目标类型、目标管理属性等内容后,即可根据目标属性的不同,将运营管理战略自上而下分为战略层面、战术层面、作业层面三个层级,具体内容如下。

第一,战略层面。战略层面对应的是医院的远期管理目标,管理目标相对抽象、宏观,通常以"五年计划""三年中期规划"等为主要表现形式,因此对应的管理策略通常聚焦于管理体系的构建层面,例如,资源配置方式的选择、绩效管理政策的制定等。

第二,战术层面。战术层面主要以年度阶段性目标为策略制定的对象,一般聚焦于年度人均业务量、床位周转率等为代表的工作效率提升,以某项重大资源(例如,百万元以上专业设备)的投入产出为主的效益分析,以内部结构优化(例如,某科室劳务性收入占比)为代表的内部结构优化等,因此基于该层面制定的经营管理策略通常较为具体,并可细分落实到相应管理部门。

第三,作业层面。作业层面的目标具备灵活性、短期性等特点,所采取的管理策略十分具体、明确,并要求其具备较强的可操作性,例如针对某一项外包业务进行重新谈判,推动某一项新技术的开展,某单病种的临床路径优化等。

层面之间同样具备显著的上下级关系，即战略层面的目标可依次逐项分解至战术层面和作业层面。此外，管理层面所需要投入的资源耗费也有着较为显著的区别：作业层面的运营管理策略因其目标最为具体、所需时间最短，耗费的资源也相对较少；战略层面的运用管理策略因其本身具备的宏观性、长期性等特点，所需投入的资源通常呈现多年持续投入的状态。同时应当注意的是，任何预期目标的达成，都需要制定相应的策略，并匹配相应的资源，从而驱动策略的落地。因此，从投入产出角度来看，必须确保资源投入和具体目标产出两者之间不发生错配。

（二）公立医院运营管理的策略甄选

结合运营管理策略的内容、层级以及制定原则，医院可根据不同层级的管理目标，分别制定相应的运营管理策略，开展管理活动。以阶段性目标为例，如要降低每平方米的物业管理费用，可直接采用与服务供应商重新谈判、对保洁保安人员岗位进行核定等策略，该部分策略十分微观且针对性极强，耗费的资源投入也相对有限；而在中长期目标完成过程中，对应的策略通常与内外部政策的变化息息相关，并且可能涉及较多的资源投入，例如为了降低能耗支出所采用的热能电能节能改造策略，就有可能涉及锅炉改造、LED节能改造、供水供热管道改造等多个具体项目，并且实施周期相对较长，资源投入相对较多；远期目标则最为宏观，由此采取的管理策略通常涉及整体流程再造、核心体系重构，涉及面广、时间跨度长，医院势必要为之投入可观的资源。因此，要特别注意策略目标制定的适应性和针对性，尽可能避免策略层级与目标属性之间发生错位，并及时比对所需耗费的资源是否小于目标的具体产出。

四、基于高质量发展的公立医院运用管理体会与思考

第一，以体现公立医院公益性为首要目标。公益性是我国公立医院的本质特征。因此，无论是管理目标的确定还是管理策略的实施，都应以建立"维护公益性、调动积极性、保障可持续"的公立医院运行新机制为核心方向。在涉及援外援边、突发公共卫生任务处置等体现公立医院公益性质的工作任务时，应当先将公立医院的公益性放在核心突出的位置予以优先考量。

第二，注重不断提升管理性价比，提高资源利用效率在开展医院运营管理的过程中，应当将科学拟定运营管理目标、合理制定运营管理策略、关注两者间的资源投入产出匹配情况列为运营管理的重要内容予以足够重视，尽量避免资源投入与目标定位间发生错配，同时致力于不断提升管理性价比，力争以较小的资源投入实现更多的目标产出，推动资源利用效率的不断提升。

第三，同步关注事中跟踪与事后考核，形成管理闭环。在完成目标拟定后，应对资

源投入产出的全过程进行及时跟踪，并基于绩效管理理念，对照既定目标，对实际产出结果进行反馈与考核，从而形成完整的管理闭环、良性的管理机制。

第四节　全民医保时代下医院经营对策

近年来，我国将从制度上实现了全民医保。全民医保的实施，为医院发展带来了新的机遇，医院适应"全民医保"的新形势，适时调整经营策略，寻找新的经济增长点，是一项新的课题。随着三大医疗保险体系的全面启动，在当前医疗市场竞争激烈的形势下，做好医疗保险服务工作，争取更大的市场份额具有重要意义。所以要充分认清形势，积极将医院各种特色专业纳入医保定点，通过为各类参保患者提供优质的医疗服务而增加医院的收入。全民医保时代下医院的应对策略具体内容如下：

第一，增强竞争意识和危机感。医院要紧跟医疗保险改革的形势，树立"以患者为中心"的理念。适时转变服务观念、注重服务创新，变被动服务为主动服务，变单一服务为全方位服务，变面上服务为深层次服务。医疗保险服务要不断创新，充分发挥三级医院的技术和设备优势，以特色吸引患者。充分利用数字化医院的优势创新服务，方便临床诊疗工作，提高工作效率。

第二，规范医疗和收费行为。参保患者的检查、用药、治疗、服务及收费均有严格的标准，医院必须做到合理检查、合理用药、合理治疗和收费，若违反医疗保险规定，将遭拒付。医疗保险管理部门对于定点医院因超出治疗范围、使用数量超标、重复收费、分解收费、目录对应错误等所产生的费用一律拒付，且有的加倍拒付。定点医院必须不断规范医疗行为，严格执行收费标准，以减少拒付的额度。

第三，注重营销方式。要加强与各级政府、卫生行政部门、医疗保险中心、大型企业、社会团体等的联系，建立稳固的顾客关系网络。同时，要本着"稳定老客户，拓展新客户"的原则，加强医院与各地县、市医院的联系，与它们建立协作关系，提供技术支援并接收转院的疑难、危重患者。

第四，加大宣传力度。充分利用各种媒体，通过不同途径，对医院开展的新业务、新技术、新设备进行宣传；同时要及时报道各学科所取得的新成果，不断扩大医院在社会上的影响。

第五，调动医务人员积极性。重视一线医务人员在联医中的作用，因为直接面对患者和家属，一线医务人员是营销体系的终端。其热情服务，将会带来更多的"顾客"；

反之，则会失去市场。

第六，加强社区医疗服务中心的联系。建立双向转诊制度。总而言之，要通过多种途径，采取各种方法，为医院建立稳固的客户网络；用热情、高质量的服务占领更大的市场份额。

第七，要严格控制医疗费用。医疗保险定点医院要采取综合措施，控制参保患者医疗费用的不合理增长。医保实行以收定支，各经办机构采取了不同的结算办法，有按个人付费的，有定额结算超支分担的，"总额预付，年终决算"的结算方法。无论采取哪种结算办法，如果住院人次过多，平均费用过高，参保患者的医疗费用超支是个普遍性的问题，对于定点医院而言，属于"政策性亏损"只有将医疗费用控制在医疗保险的定额之内，才能减少医院负担的额度。

总而言之，在新的形势下，在市场经济体制不断完善的同时，医疗行业的竞争日趋激烈，转变经营理念、探讨发展之路是医疗行业迫在眉睫的问题，公立医院应立足市场，积极探讨发展之路，转变经营理念，用优质的服务、精湛的技术、灵活多样的经营方式吸引患者，把以病人为中心的宗旨真正落实到医疗工作中。

参考文献

[1]陈卫琴，王中越，冯全林.基层中医院品牌效应的影响因素分析与战略探索[J].中国基层医药，2012，19（19）：3012.

[2]戴文娟，丁金华，陈留平.医院内部控制实务[M].芜湖：安徽师范大学出版社，2016.

[3]关斌.辽宁省公立医院后勤管理研究[D].大连：大连海事大学，2016：12.

[4]何雪莲.医院资产管理中的问题与对策研究[J].经营管理者，2022（7）：72.

[5]蒋飞.现代医院管理精要[M].北京：科学技术文献出版社，2019.

[6]解媛媛.内部审计视角下医院内部控制信息化构建探索[J].中国卫生经济，2021，40（5）：84-87.

[7]景秀京，陈艳才.对医院文化建设的构思与实践[J].中国卫生事业管理，2012，29（10）：743.

[8]李思睿，李静，项耀钧.运用六西格玛方法改进医院流程管理[J].实用医药杂志，2013，30（2）：190.

[9]刘维，黄圳林，廖聪玲，等.公立医院内部控制制度建设研究[J].商业会计，2019（16）：93-95.

[10]卢斌，虞玉津.医院后勤管理信息化应用指南[M].北京：研究出版社，2019.

[11]蒲晓霞.在新医药体制改革下，狠抓医院药品质量管理[J].中国保健营养，2018，28（17）：283.

[12]秦环龙，范理宏.现代医院管理实用操作指南[M].上海：上海三联书店，2017.

[13]邱媛媛，陶巧珍，吴佳乐，等.公立医院运营管理探索与实践[J].财经界，2021（30）：63.

[14]宋雄，倪君文.基于高质量发展的公立医院运营管理目标定位及策略[J].中国医院管理，2022，42（8）：78.

[15]孙志刚.中国基层的医药体制改革[J].当代财经，2012（2）：11.

[16]谭宇筠.在新医药体制改革下，狠抓医院药品质量管理[J].内蒙古中医药，

2012,31(7):159.

[17]王娇群.医院全成本管理探究[J].行政事业资产与财务,2022(14):37.

[18]吴灏.我国医药体制改革现状及分析策略[J].中国卫生标准管理,2015(7):3.

[19]夏萍,吴凡伟,赵云.医院文化建设与文化管理[M].广州:中山大学出版社,2014.

[20]邢明,易利华,孙超.以平衡计分卡推进医院流程管理[J].现代医院管理,2011,9(3):30.

[21]徐元元,田立启,侯常敏,等.医院全面预算管理[M].北京:企业管理出版社,2014.

[22]薛迪.医院管理理论与方法[M].上海:复旦大学出版社,2010.

[23]张青,杨春艳,王彬.公立医院内部控制体系构建探讨[J].中国医院管理,2022,42(5):78-81.

[24]张艳,王璇,金梦,等.基于整合观的公立医院内部控制评价指标体系研究[J].卫生经济研究,2022,39(9):64-67.

[25]张英.医院人力资源管理[M].北京:清华大学出版社,2017.

[26]赵宁志,高茗,茅建华,等.医院流程管理理论简介[J].医学研究生学报,2011,24(9):970.

[27]赵宁志,宁兰文,曾学云,等.医院流程管理理论的实践应用探讨[J].东南国防医药,2011,13(5):465.

[28]郑胜寒.公立医院内部控制应用与优化研究[J].商业会计,2022(11):110-113.

[29]郑胜寒.公立医院内部控制政策演进与建设研究[J].卫生经济研究,2022,39(5):72-74.

[30]抓好健康教育与促进扩大医院品牌效应[J].健康管理与促进,2015,2(5):49.